血脂
健康管理
百问教程 （第二版）

颜光美◎著

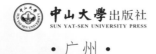
中山大学出版社
SUN YAT-SEN UNIVERSITY PRESS
·广州·

图书在版编目（CIP）数据

血脂健康管理百问教程 / 颜光美著 . —2 版 . —广州：中山大学出版社，2023.12

ISBN 978-7-306-07955-8

Ⅰ．①血⋯　Ⅱ．①颜⋯　Ⅲ．①高血脂病—防治—问题解答　Ⅳ．① R589.2-44

中国国家版本馆 CIP 数据核字（2023）第 239575 号

出 版 人：王天琪
策划编辑：鲁佳慧
责任编辑：鲁佳慧
封面设计：林绵华
责任校对：黎海燕
责任技编：靳晓虹
出版发行：中山大学出版社
电　　话：编辑部　020-84110283，84111996，84111997，84113349
　　　　　发行部　020-84111998，84111981，84111160
地　　址：广州市新港西路 135 号
邮　　编：510275　　　　传　真：020-84036565
网　　址：http：//www.zsup.com.cn　　E-mail：zdcbs@mail.sysu.edu.cn
印 刷 者：佛山市浩文彩色印刷有限公司
规　　格：787mm×1092mm　1/16　9.125 印张　164 千字
版　　次：2022 年 3 月第 1 版　2023 年 12 月第 2 版
印　　次：2023 年 12 月第 3 次印刷
定　　价：58.00 元

第二版前言

▶

《血脂健康管理百问教程》（第二版）要与读者们见面了。我想借此机会，与各位读者分享我近来的几点心得。

正如各位读者所知，在漫长的中国历史上，我们史无前例地生活在一个小康时代。对此，我在《血脂健康管理百问教程》（第一版）的前言中说："'有病想治病，无病要长寿，长寿无止境'正成为小康社会的时代洪流。"刚刚过去的3年世纪大疫显著地提高了人们对健康知识的需求和进行健康管理的自觉性。这也是《血脂健康管理百问教程》（第二版）快速出版的首要原因。

另一件促成本书再版的学术事件是，2023年，西安交通大学的科学家在国际权威医学期刊上发表了2002—2019年中国居民血脂健康情况的公共卫生数据：高达35.6%的中国居民存在血脂异常。也就是说，按照中国总人口计算，多达5亿的中国人处于血脂异常的亚健康或疾病状态！由于血脂异常是动脉粥样硬化十分确定的致病机理，面对这么庞大的亚健康或疾病状态的血脂异常群体，可以肯定地预期，中国居民在未来相当长的时间内将面对浪潮式的心脑血管疾病，脑梗死、心肌梗死或老年期痴呆会更加猛烈地冲击许多家庭，给小康社会带来严重且持久的健康管理压力，将迫使我们付出极大的精神和财富代价。

同样重要的数据还来自人寿保险业的报道。据一家位居国内人寿保险业前列的机构公布的数据，从理赔统计中发现，恶性肿瘤、急性心肌梗死、脑卒中后遗症是2022年最危险的三大重疾。而血脂异常正是后两者最为重要的共同致病因素。而且该机构还发现，客户需求已经从"事后被动理赔"转变为"前置就医服务、主动健康管理"。

如何面对数以亿计的人血脂异常这个公共卫生问题，2000多年前就已载入中国典籍的"上医治未病"思想和现代医学针对病因的"一级预防"思想，一脉相承地为我们提供了行之有效的解决方案。"治未病"的本质就是病因预防，合理的切入点应该是"亚健康管理"。

现代社会的科学进步与教育普及不仅使基层医务工作者完全有可能掌握"治未病"的思想与技能，而且对普通大众来说，建立起"亚健康管理"式的"治未病"概念及进行有效的一级预防，从知识及技术上也已可行，唯一需要做的工作是长期的、有效的健康科普教育而已。

这正是本书的价值和生命力所在。

除了"治未病"这一传统医学优势之外，另一个技术层面的、值得分享的优势就是"药食同源"的实践方法。对于庞大的血脂亚健康人群而言，一部分人可能会使用化学药物去进行一级预防，但由于某些不良反应风险，有些人不愿意接受或不适合使用化学药物。他们期待一些可长期实施而又不会引起肝脏、肾脏、肌肉和血糖方面的不良反应的方法。而"药食同源"的传统中药或植物药成分给我们提供了另一种方法。"治未病"和"药食同源"的方案将可能为小康时代血脂健康管理提供一条行之有效的途径。

最后，《血脂健康管理百问教程》（第二版）的完成要特别感谢我的几位同事的努力，尤其是陆秉政博士做了大量的工作；同时，也非常感谢中山大学出版社王天琪社长和鲁佳慧编辑对本书出版所给予的大力支持。

我们继续期待各位读者对本书的批评与指正。

颜光美

2023年7月于中山大学中山医学院

第一版前言

▶

2021年是一个值得铭记的历史节点：中国告别了绝对贫困，进入了全面小康时代。每一个中国人都会有充足的理由憧憬更加体面的生活和更加光明的未来。

人们的切身体会是，小康时代很多物质生产和供给似乎都是过剩的，从住房到食物，从汽车到手机，莫不显得供大于求；但是，促进人们健康长寿的服务和产品却越来越显得供不应求。

"有病想治病，无病要长寿，长寿无止境"正成为小康社会的时代洪流。

人口老龄化和亚健康普遍化给这个时代洪流添加了强大的推力。而血脂异常是老龄人群和亚健康人群中最为常见的问题，占据成年人口的40%，有的地区高达60%，在有的行业群体中甚至达到了70%～90%！

科学研究早已证明，血脂异常会造成血管硬化、血管堵塞，因而是心脑血管疾病最基础、最重要的病理因素。更糟糕的是，血脂异常还与高血压、糖尿病相互促进，严重危害身体健康。

其实，血脂异常是完全可以预防和治疗的。这种预防和治疗血脂异常的过程，我们称之为"血脂健康管理"。血脂健康管理应该包括五个步骤：①获取知识，就是要知道血脂异常的危害性，懂得血脂健康管理的价值；②检查，就是要定期检查自己的血脂水平；③干预，就是对血脂异常情况进行非药物干预，必要时进行药物干预，在有严重并发症的情况下进行手术治疗干预；④复查，就是定期对干预效果进行复查；⑤保持，就是血脂健康管理要长期坚持，某些干预措施可能要坚持数年才能使血脂达到并稳定在正常水平。

血脂健康管理作为一项惠及大众的大健康事业，其成效与投身于这项工作的人才资源紧密相关。令人欣慰的是，在中国广大的地区已经建立起了广泛的、可靠的基层医疗网络，包括社区医疗和农村医疗服务体系。目前，绝大多数社区医疗和农村医疗服务体系中的从业人员受过正规的中等专科以上医学教育，具有丰富的基层医疗工作经验。他们还有一项显著的优势，就是他们与广大群众的守望相助、息息相通。然而，对于他们而言，仍需要系统地学习和研究有关血脂健康管理的科学知识，这样才能深入理解和掌握，从而可以得心应手地运用这些知识。

于是，本书应运而生，希望能为基层医务工作者和有阅读兴趣的读者提供一本专注于血脂健康管理的科普读物。

本书具备如下特点：

一是实用性。本书专注于血脂健康管理范畴，针对血脂基础知识，高脂血症的危害，高脂血症的病理生理，高脂血症的预防，高脂血症的药物干预、外科干预、非药物干预，以及特殊人群的调脂方案，设置了100问。这些问题实际上包括了血脂健康管理领域从基础到临床、从传统到前沿的必备实用知识。

二是科学性。本书的100问，是许多想要进行血脂健康管理的读者碰到的具体问题，其答案是有关血脂代谢这个复杂领域长期研究的结论。对某些具有学术争论性的问题，我们采信了当下为大多数专家所接受的结论。我们还在大多数问题的末尾提供了参考文献，这将加强本书内容的科学支撑，同时也能为想要深入学习的读者提供一些深入研究的线索。

三是可读性。本书用通俗的语言对血脂代谢相关的科学内容进行叙述。相信具有一定阅读能力的人都可以基本正确地理解这些内容；而具有中等专科以上正规医学教育背景和一定医学实践的人，则可以轻松地掌握本书的内容。

本书能够在较短的时间内出版，要特别感谢我的同事们所付出的辛勤劳动，他们包括银巍博士、陆秉政博士、柳鑫城博士、陈玉嫔博士、陈婕思博士、黄奕俊博士、欧艳秋博士和刘莹博士。

本书部分图片来源于网络，如有版权问题，请联系我们。

我们还要感谢中山大学出版社对本书出版做出的贡献，尤其是鲁佳慧编辑付出了大量心血。由于我们专业水平的限制和编写时间的仓促，本书一定存在许多不足之处，期待广大读者的指正和建议，我们将在下一版中加以改进。

颜光美

2022年2月于中山大学中山医学院

目 录

第四部分　高脂血症的预防

第五部分　高脂血症的非药物干预

第六部分　高脂血症的药物干预

第七部分　高脂血症的并发症及外科干预

第八部分　特殊人群的调脂方案

第一部分 血脂基础知识

01 什么是血脂

　　血脂是血浆中所含脂质的统称。血脂的主要成分包括胆固醇、甘油三酯、磷脂以及游离脂肪酸等。

　　脂质是人体结构和生理功能不可缺少的重要成分。甘油三酯是甘油分子的3个羟基被脂肪酸酯化而形成，作为主要的能量储存物质分布于人体脂肪细胞和骨骼肌细胞。在人体内，胆固醇主要以游离胆固醇及胆固醇酯的形式存在。胆固醇的功能更加丰富，既作为膜成分调节生物膜的流动性和完整性，又作为前体物质合成盐皮质激素、糖皮质激素和性激素等多种重要的甾体激素，还可转化为胆汁的主要成分胆酸，促进脂肪性食物的消化吸收。此外，人体皮肤内的胆固醇经过阳光中的紫外线照射后可转化为维生素D$_3$，促进胃肠道钙、磷的吸收，从而参与钙磷代谢。磷脂参与构成人体细胞膜、核膜、细胞器膜等生物膜，还与载脂蛋白共同组成血液里运载甘油三酯和胆固醇的"货车"，即脂蛋白。而神经鞘磷脂作为包裹在神经纤维外的生物绝缘材料，保证神经电冲动的正常传导。另外，磷酸鞘氨醇、磷酸肌醇、花生四烯酸、前列腺素等脂质还发挥着重要的细胞内外信号转导等作用。

　　在临床上，胆固醇和甘油三酯代谢异常可引起心脑血管的多种疾病的发生、发展。

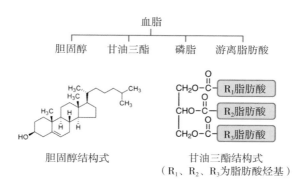

胆固醇结构式　　甘油三酯结构式
（R$_1$、R$_2$、R$_3$为脂肪酸烃基）

血脂的组成

02 什么是脂蛋白

脂蛋白（lipoprotein）是血脂在体内的运输形式。血脂不能单独溶于血液，必须与特殊的蛋白质即载脂蛋白结合形成独特的脂蛋白复合物后，才能溶于血液并进行体内转运。脂蛋白具有外壳亲水、内核疏水（亲脂）的球状微粒结构。外壳由载脂蛋白（apolipoprotein，Apo）、磷脂以及游离胆固醇构成，磷脂分子和游离胆固醇的亲水性基团朝外而使脂蛋白可溶于血液，而它们的疏水性脂肪酸长链朝内，形成一个可以装载脂质的疏水空间。胆固醇酯和甘油三酯则被包裹在疏水性的脂蛋白内核中。脂蛋白如同载货的货车，游离胆固醇、胆固醇酯和甘油三酯如同货物被装载在脂蛋白中，通过血液循环在身体内各组织器官间进行运输和交换。脂蛋白按照装载的脂质成分和外壳上的载脂蛋白不同，可以分成许多不同种类。

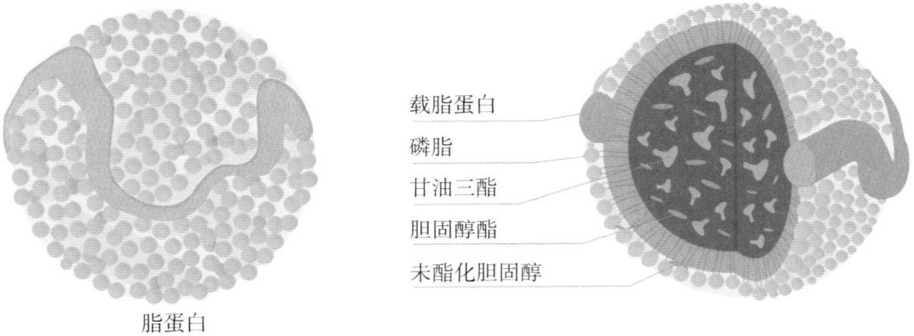

脂蛋白结构示意

参考文献

查锡良，药立波．生物化学与分子生物学［M］．8版．北京：人民卫生出版社，2013：161-164.

03　脂蛋白有哪些种类

　　不同脂蛋白在粒径大小、所包裹脂质成分和载脂蛋白种类等方面存在很大差异。利用超速离心的方法，可将脂蛋白按密度从低到高分为乳糜微粒（chylomicron, CM）、极低密度脂蛋白（very low-density lipoprotein, VLDL）、中间密度脂蛋白（intermediate-density lipoprotein, IDL）、低密度脂蛋白（low-density lipoprotein, LDL）和高密度脂蛋白（high-density lipoprotein, HDL）。此外，还有一种脂蛋白称为脂蛋白a［lipoprotein（a），Lp（a）］。

　　不同的脂蛋白运输不同的脂质。CM和VLDL主要运输甘油三酯。LDL、HDL和Lp（a）主要运输胆固醇。而IDL对两种脂质均能运输。更为重要的是，不同的脂蛋白对脂质的运输方向不同，如LDL可将胆固醇从肝脏运往血管壁等肝外组织，而HDL则把胆固醇从血管壁等肝外组织运回肝脏。

脂蛋白的分类、物理特点与所含脂质

脂蛋白分类	水合密度 /（g·mL^{-1}）	颗粒大小 /nm	主要脂质
乳糜微粒（CM）	<0.950	80～100	甘油三酯
极低密度脂蛋白（VLDL）	0.950～1.006	30～80	甘油三酯
中间密度脂蛋白（IDL）	1.006～1.019	25～30	甘油三酯、胆固醇
低密度脂蛋白（LDL）	1.019～1.063	20～25	胆固醇
高密度脂蛋白（HDL）	1.063～1.210	8～13	磷脂、胆固醇
脂蛋白a［Lp（a）］	1.055～1.085	25～30	胆固醇

参考文献

中国血脂管理指南修订联合专家委员会. 中国血脂管理指南（2023年）［J］. 中国循环杂志，2023，38（3）：237-271.

04 什么是载脂蛋白，它对脂蛋白的功能有什么影响

载脂蛋白（Apo）是脂蛋白的蛋白质部分。载脂蛋白与血脂结合形成脂蛋白颗粒，从而使血脂溶于血液。载脂蛋白具有四个主要功能：①作为构成脂蛋白的结构蛋白，影响脂蛋白的结构完整性；②作为脂蛋白受体的配体，影响细胞对脂蛋白的摄取和脂蛋白对细胞特定脂质的转运；③引导脂蛋白的形成，影响脂蛋白的组装和分泌；④作为脂蛋白代谢酶的激活剂或抑制剂，影响脂蛋白的代谢。载脂蛋白主要有Apo A、Apo B、Apo C、Apo D、Apo E和Apo（a）几类，约20种。载脂蛋白的种类和功能见下表。

载脂蛋白的种类和功能

载脂蛋白*	主要分布的脂蛋白	主要功能
Apo A1	HDL, CM	是HDL最主要的结构蛋白，约占HDL总蛋白的70%；激活卵磷脂-胆固醇脂酰转移酶（lecithin-cholesterol acyltransferase, LCAT；调节HDL的生物合成）
Apo A2	HDL, CM	是HDL重要的结构蛋白，约占HDL总蛋白的20%；与肝脂酶活性调节相关
Apo A4	HDL, CM	生理功能不明
Apo（a）	Lp（a）	生理功能不明。高水平的Apo（a）与动脉粥样硬化风险增加相关
Apo B100	LDL, VLDL, Lp（a）	是LDL、VLDL和Lp（a）的结构蛋白，90%的Apo B100分布在LDL；作为LDL受体的配体，影响细胞对LDL-C的摄取；高水平的Apo B100与动脉粥样硬化风险增加相关
Apo B48	CM	是CM的结构蛋白
Apo C1	VLDL, CM, HDL	与LCAT的激活相关
Apo C2	VLDL, CM, HDL	与脂蛋白脂肪酶（lipoprotein lipase, LPL）的激活相关
Apo C3	VLDL, CM, HDL	抑制LPL活性，抑制富含甘油三酯的脂蛋白与相关受体结合
Apo D	HDL	生理功能不明
Apo E	VLDL, CM, HDL	存在Apo E2、Apo E3和Apo E4三种异构体，Apo E4携带者患阿尔茨海默病和动脉粥样硬化的风险增加

*：在脂蛋白组分中分离的次要载脂蛋白包括Apo A5、Apo F、Apo H、Apo J、Apo L和Apo M。

05 什么是脂蛋白a ［Lp（a）］

　　脂蛋白a［Lp（a）］是一种特殊的脂蛋白，仅在灵长类动物中发现。Lp（a）的成分与低密度脂蛋白相似，但Lp（a）表面的载脂蛋白除了Apo B（Apo B100），还有一种载脂蛋白（a）［Apo（a）］，并且Apo（a）通过二硫键与Apo B结合。流行病学及遗传学的研究表明，血液中Lp（a）水平较高与动脉粥样硬化性心血管疾病（atherosclerotic cardiovascular disease, ASCVD）、钙化性主动脉瓣狭窄风险增加之间存在显著关联。因此，Lp（a）已成为ASCVD新型标志物以及潜在的治疗靶点。

　　Lp（a）与低密度脂蛋白不同，不能由极低密度脂蛋白转化而来，也不能转化为其他脂蛋白，是一类独立的由肝脏合成的脂蛋白。血清Lp（a）的浓度主要与遗传有关，基本不受性别、年龄、体重和大多数降胆固醇药物的影响。80％的正常人的Lp（a）水平在200 mg/L以下，以300 mg/L为切点，高于此水平者患冠心病的危险性明显增高，提示Lp（a）可能具有致动脉粥样硬化作用。此外，Lp（a）增高还可见于各种急性时相反应、肾病综合征、糖尿病肾病、妊娠和服用生长激素等。排除各种应激性因素引起Lp（a）升高的情况后，Lp（a）被认为是ASCVD的独立危险因素。

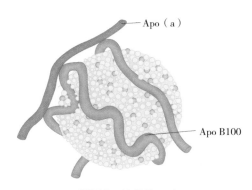

脂蛋白a的结构示意

体内血脂从哪里来

体内血脂从哪里来？对这个问题，很多人的第一反应是摄入的油脂太多，吸收进了血液，血脂自然就高了。其实，这样的观念不够全面，也不够准确。血脂根据来源分为外源性和内源性两类。外源性血脂来自如蛋黄、奶油、动物的内脏等富含脂肪、胆固醇的食物，内源性血脂则主要由肝细胞或脂肪细胞等利用原料在身体内源性合成。

食物中的脂肪被分解并被小肠黏膜细胞重新酯化为甘油三酯后，以乳糜微粒的形式通过淋巴管进入血液循环，直至被组织细胞分解利用。而人体在摄入过多能量并且无法将其完全消耗时，肝脏与脂肪细胞可以糖类、脂肪酸等为原料合成内源性甘油三酯并将其储存起来。因此，血液中甘油三酯的含量受摄入食物的影响较大，也容易通过节食和增加运动等有效且快速地调节。

人体血液中的胆固醇主要由肝脏细胞进行内源性合成，约占人体总胆固醇的70%；而通过食物获取的胆固醇只占20%左右。值得注意的是，在肠腔获取的胆固醇不仅来源于食物，还来源于胆汁中未酯化的胆固醇及肠腔脱落细胞中的胆固醇。经肝脏代谢、以胆汁形式分泌至肠腔的胆固醇，可以通过肠上皮细胞重新吸收回体内，这个过程称为"胆固醇的肝肠循环"。在肠腔每日可吸收的胆固醇中，膳食来源的为300～500 mg，胆汁来源的为1 000～1 500 mg，脱落的肠上皮细胞约提供300 mg。

因此，血液胆固醇含量持续异常升高，除了外源性摄入过多的原因以外，往往更多的是提示体内胆固醇代谢发生了紊乱。

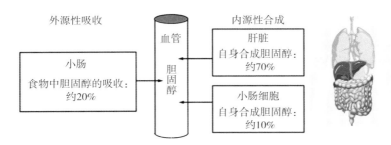

人体血液中的胆固醇主要来源于自身合成

体内血脂到哪里去了

不同种类的血脂在体内的"去路"不同。

甘油三酯是体内能量储存的主要方式。在生理状态下，甘油三酯的分解为心肌、骨骼肌以及肝脏等脏器提供能量；在长时间有氧运动、节食、饥饿或糖代谢障碍如不受控制的糖尿病发生时，甘油三酯可以被进一步动员分解为甘油与脂肪酸，并进一步氧化分解，为机体提供能量。另外，在机体碳水化合物摄入不足如长期节食、饥饿，或者糖代谢紊乱如糖尿病等血糖浓度偏低的情况下，甘油三酯的分解产物还可以被转化为酮体，作为一种能量输出方式，为脑组织、红细胞等提供能量。

胆固醇和磷脂等作为细胞膜的主要组成成分，可调节膜的流动性和完整性。体内3/4的胆固醇被肝脏摄取后，转化为胆汁酸，随胆汁进入肠道，参与食物的消化吸收或排出体外；在肾上腺皮质、睾丸和卵巢等性腺组织中，胆固醇作为原料可被转化为皮质醇、醛固酮、睾酮、雌二醇等多种类固醇激素，参与调节糖类、脂肪、蛋白质的代谢等生理活动；另外，胆固醇脱氢后可转化为7-脱氢胆固醇，而7-脱氢胆固醇经日光中紫外线的照射就会转化为维生素D_3，参与钙磷代谢。

此外，血液中过多的胆固醇还会在动脉壁沉积，形成动脉粥样斑块，引起血管腔狭窄甚至闭塞，导致血流不畅，形成多种疾病，如心肌梗死、脑缺血和阿尔茨海默病（老年性痴呆）等。

参考文献

周春燕，药立波. 生物化学与分子生物学［M］. 9版. 北京：人民卫生出版社，2018.

08 胆固醇在体内是如何合成的

　　人体中的胆固醇主要在肝脏合成。体内胆固醇的合成是一个非常复杂的过程，大致可以分为三个阶段。第一阶段是以乙酰辅酶A（乙酰CoA）为原料合成甲羟戊酸，第二阶段是鲨烯的合成，第三阶段是鲨烯转化为胆固醇。

　　在第一阶段，2分子乙酰CoA经硫解酶催化缩合成乙酰乙酰CoA，然后在3-羟基-3-甲基戊二酸单酰辅酶A（HMG-CoA）合成酶（HMG-CoA合成酶）的催化作用下结合1分子乙酰CoA，生成HMG-CoA，接着HMG-CoA还原酶催化HMG-CoA生成甲羟戊酸。在第二阶段，甲羟戊酸经磷酸化、脱羧、脱羟基三步酶促反应生成异戊烯焦磷酸，然后异戊烯焦磷酸经过多次缩合生成多烯烃化合物鲨烯。在第三阶段，鲨烯经环化、氧化、脱羧和还原等步骤，形成胆固醇。

　　第一阶段中的HMG-CoA还原酶是整个合成反应的限速酶，其活性受胆固醇的反馈抑制和多种因素调节，也是他汀类降胆固醇药物的作用靶点。胆固醇在细胞内生物合成的过程是由康拉德·布洛赫（Konrad Emil Bloch）和费奥多尔·吕南（Feodor Felix Konrad Lynen）发现的，为人类控制多种疾病提供了基础知识，他们因此获得了1964年诺贝尔生理学或医学奖。

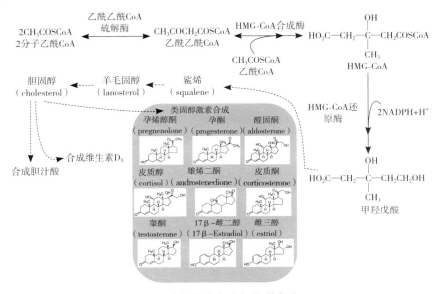

胆固醇的体内合成与代谢去路

09 不吃高胆固醇食物就能大大降低体内胆固醇水平吗

　　不少人误以为，只要不吃富含胆固醇的食物就可以大大降低体内胆固醇的水平，实际上"吃"并不是影响血液胆固醇水平的主要因素。前面已经提到，通过食物直接获取的胆固醇只占人体胆固醇获取量的20%左右，人体大部分的胆固醇来源于体内合成。

　　无论饮食结构如何调整，人体都离不开摄入糖类、脂肪、蛋白质这三大类营养物质，而这三大类营养物质通过体内分解代谢，都会产生胆固醇的合成原料——乙酰辅酶A。因此，只要进食，体内都会源源不断合成胆固醇，单纯限制胆固醇摄入对控制体内胆固醇水平的效果有限。美国膳食指南曾建议每人每天胆固醇摄入量不得超过300 mg，也就是一个鸡蛋黄所含的胆固醇量。后来发现，即使一点胆固醇也不摄入，也不能保证血脂正常，甚至还会出现别的健康问题。因此，《2015—2020美国居民膳食指南》和《中国居民膳食指南（2016）》均不再限制胆固醇的摄入。

　　体内胆固醇水平过高，一般是由代谢异常引起。应根据胆固醇及其他类型的血脂异常的具体情况采取合理的药物控制。合理、均衡的饮食方式是高胆固醇患者治疗中的辅助手段，应作为血脂调节的基础。

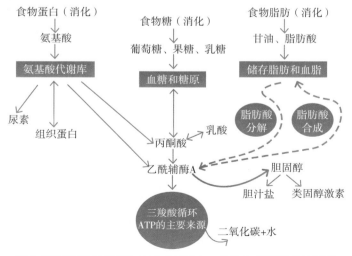

蛋白质和糖类可以转变为乙酰辅酶A，成为合成胆固醇的原料

10 胆固醇合成存在昼夜节律吗

昼夜节律，也就是大家熟知的"生物钟"，是指某种生理变化跟随人体昼起夜伏的活动规律而周期性规律变化的现象。体内胆固醇的合成也存在昼夜节律现象，也就是内源性胆固醇的合成在白天受到抑制，而在夜晚达到高峰。

出现这种现象是因为胆固醇合成过程中的限速酶HMG-CoA还原酶的活性存在昼夜节律性变化。白天，摄入食物中的外源性胆固醇会抑制HMG-CoA还原酶的表达，因此，其活性在白天较低；而到了晚上，由于没有了高水平胆固醇的抑制，HMG-CoA还原酶的活性达到高峰。因此，体内胆固醇的合成就表现为白天合成少而晚上合成多的规律，午夜前后是体内合成胆固醇的高峰。

这个发现对他汀类药物的服用具有重要指导意义，是一些短效他汀类药物应该在晚上服用的重要原因。

晚上11点至凌晨1点，在中国古代称为"子时"，为中医胆经当令时间；凌晨1点至3点为"丑时"，是肝经当令时间。这两个时辰是调节胆固醇体内合成的关键时段。

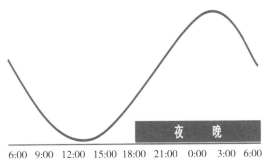

夜　晚

6:00　9:00　12:00　15:00　18:00　21:00　0:00　3:00　6:00

胆固醇合成的昼夜节律

11 为什么说低密度脂蛋白胆固醇是"血管毒素"

　　低密度脂蛋白胆固醇（low-density lipoprotein cholesterol, LDL-C）是富含胆固醇的一种脂蛋白，随着血液循环把胆固醇运往身体各处。之所以说LDL-C是"血管毒素"，是因为它与动脉粥样硬化的发生、发展高度相关。

　　LDL-C是血液中胆固醇的主要存在形式，占血浆总胆固醇的60%以上，是动脉粥样硬化斑块内沉积脂质的主要来源。

　　LDL-C易在血管内皮下沉积。血管内皮细胞表面广泛分布有低密度脂蛋白受体（low-density lipoprotein receptor, LDL-R），直接接触血液。因此，LDL-C在血液循环中易被血管内皮细胞摄取，跨越内皮细胞后在血管内皮下沉积。

　　LDL-C可被氧化修饰而增加"血管毒性"。LDL-C被氧化后形成氧化型LDL-C（oxLDL-C）并被血管内皮细胞的清道夫受体摄取，可激活血管内皮细胞并破坏血管内皮屏障，加剧脂质沉积。

　　oxLDL-C引起斑块内泡沫细胞的堆积。泡沫细胞在斑块内堆积是动脉粥样硬化病理过程的核心事件之一，泡沫细胞主要由巨噬细胞吞噬过多的oxLDL-C后转化而来。oxLDL-C的过量产生导致大量泡沫细胞产生，并引起其凋亡和脂质在血管内皮下沉积，促进动脉粥样硬化斑块的发展。

　　LDL-C是心脑血管疾病的治疗靶标。大量研究表明，血浆LDL-C水平与冠心病、脑卒中等重大心脑血管疾病的发生风险高度正相关，也是导致阿尔茨海默病（老年性痴呆）发生的重大风险因素，降低LDL-C水平已成为防治心肌梗死、脑梗死和阿尔茨海默病等重大疾病的核心目标之一。

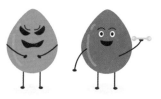

LDL-C　　HDL-C

LDL-C是破坏血管健康的"大坏蛋"，HDL-C是守护血管健康的"卫士"

12 什么是低密度脂蛋白受体

　　低密度脂蛋白受体（LDL-R）是组织细胞膜表面的一种蛋白质，可以选择性地识别和结合血液中的LDL。LDL-R就像一个货运港口，LDL通过这个港口把胆固醇运输至细胞内。因此，LDL-R的数量决定了进入细胞的LDL-C的总量。但要想停泊进入"港口"还需要"通行证"——LDL的载脂蛋白Apo B100，它是LDL-R的配体，可以被LDL-R特异性识别并结合。

　　一系列结构和功能与LDL-R相似的受体蛋白已经被发现，包括低密度脂蛋白受体相关蛋白（low-density lipoprotein receptor-related protein, LRP）、极低密度脂蛋白受体（very low-density lipoprotein receptor, VLDL-R）和载脂蛋白E受体2（apolipoprotein E receptor 2, Apo E-R 2），共同构成了LDL-R家族。

　　重要的是，LDL-R在血管内皮细胞高水平表达。这使大量的LDL可以在血管内皮细胞"停泊"，把大量的胆固醇"卸"在血管内皮细胞。过多的LDL-C被血管内皮细胞摄取会导致动脉粥样硬化病变。另外，LDL-R家族的蛋白还在肝脏等其他组织中表达。如果肝脏上的这些LDL"港口"被破坏而减少了，也会使得LDL-C在血液中滞留，使之在血液中的浓度升高。

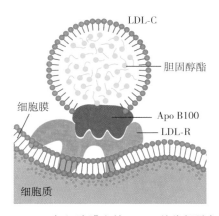

LDL-C中的Apo B100与细胞膜上的LDL-R就像钥匙与锁一样配对

13 PCSK9为什么会阻碍低密度脂蛋白胆固醇的清除

在靶向治疗LDL-C过高的前沿研究中，PCSK9是一个格外引人瞩目的治疗靶点。前蛋白转化酶枯草杆菌蛋白酶/kexin 9型（proprotein convertase subtilisin/kexin type 9, PCSK9）是LDL-C代谢的重要调节因子。PCSK9由肝脏表达分泌。它在结合肝细胞表面的LDL-R后，促进LDL-R进入细胞，并在溶酶体中降解。因此，PCSK9的高水平表达，会导致肝细胞表面LDL-R的水平下降，减少LDL-C进入肝细胞进行代谢清除，导致LDL-C积存在血浆中，从而升高血浆LDL-C水平。

根据上述原理，抑制PCSK9可以防治LDL-C水平升高。临床上接受抗体类PCSK9抑制剂治疗的人群，在治疗2年多后LDL-C水平可降低约60%，心肌梗死和脑卒中风险降低约20%；在接受新型小核酸类PCSK9抑制剂治疗1.5年后，人群的LDL-C水平可降低50%左右，主要不良心血管事件发生率显著降低。目前，全球范围内仅有3款抑制PCSK9的药物上市，包括2款单抗药物和1款小核酸药物，3款药物均已在国内获批上市，其中2款单抗已纳入医保目录。

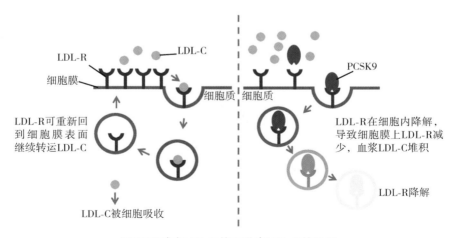

PCSK9减少LDL-R从而升高LDL-C的机制

14 如何形象地理解胆固醇在体内的转运

我们的身体就像一个大城市，血管就像遍布城市的公路，LDL和HDL就是公路上的两种货车（LDL货车和HDL货车），载脂蛋白就是货车上的司机（Apo B司机和Apo A司机），胆固醇和甘油三酯就是货车上的建筑材料，LDL-R和HDL-R就是两种货车停靠的站点（LDL站点和HDL站点）。

全身血管公路沿途有很多LDL站点。LDL货车的Apo B司机只认识LDL站点，看到LDL站点后就把车停下，然后卸下胆固醇。而HDL货车上的Apo A司机则关注血管公路上哪里有多余的胆固醇，看见多余的胆固醇就往车上搬，并运往有大量HDL站点的肝脏进行回收处理。

当公路上的LDL货车大量增加（LDL-C水平升高），LDL货车就会使劲往公路上运胆固醇，看见LDL站点就卸货，也不管LDL站点内是否需要这些材料，导致胆固醇堆积。同时，血管公路因为各种破坏、日久失修（吸烟、高龄等因素）而出现很多交通黑点，导致LDL货车扎堆发生交通意外，就引起胆固醇堆放在血管公路上形成废料堆（脂质沉积形成斑块），导致血管公路车道变窄，血流受阻，此时需要HDL货车来救援，把废料运走。如果公路上HDL货车不足（HDL-C水平降低），那交通阻塞的情况只会愈发严重。

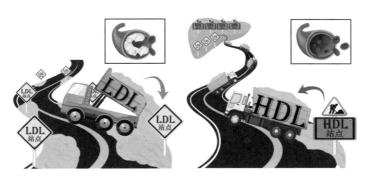

血管内膜脂质沉积主要来源于LDL-C，并由HDL-C运走

15 血脂高低与体型胖瘦有关系吗

　　大部分人误以为，体型越胖，血脂就越高。其实，血脂的高低与体型并没有直接的关系，胖的人血脂不一定高，瘦的人血脂也不一定正常。血脂是否正常应当通过医院的血脂检查来判定。

　　血脂水平不仅与生活方式紧密相关，还与体内血脂的吸收、合成与转化等代谢及其调控有更加紧密的联系。有的人虽然体型肥胖，但体内脂质的代谢功能是健全的，那么这类人群的血脂则是正常的。而有的人由于家族遗传性因素可导致原发性高脂血症，或是由于肝脏疾病、甲状腺功能异常等，或使用某些药物引起继发性高脂血症，这类人群即使体型偏瘦，且无高脂、高糖饮食结构与暴饮暴食等不良生活习惯，也会出现血脂异常。总而言之，可能引起血脂异常的因素有很多，不能仅以体型胖瘦来判断血脂是否正常。

　　当然，虽然不是所有肥胖的人都会出现高脂血症，但并不意味着肥胖与高脂血症毫不相关。不良的饮食或生活习惯，如喜欢摄入高热量、高脂、高糖食物，且运动量少，使得热量的消耗远低于热量的摄入，这样的生活方式容易导致肥胖，也容易导致体内脂质代谢异常，从而引起高脂血症。因此，注重健康饮食和控制体重，对于预防高脂血症仍然具有重要意义。

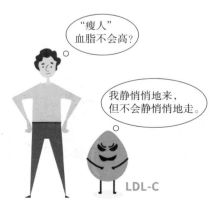

"瘦人"血脂不会高？

我静悄悄地来，但不会静悄悄地走。

LDL-C

胖瘦不是衡量血脂高低的标准

16 天天运动的人血脂一定正常吗

不一定。

首先，血脂异常在临床上有不同的分型；引起血脂异常的原因也有很多，包括遗传因素、不良的饮食或生活习惯、疾病或某些药物、吸烟或酗酒等。运动有利于改善血脂水平，但并不能改善所有种类的血脂异常情况。

其次，无论是哪种运动方式都能够消耗能量，有利于降低血脂，但是，不同类型的运动降血脂的效率是不一样的。有氧运动常见的形式有跳绳、慢跑、游泳、打太极拳、打球、跳舞、做瑜伽等，主要有助于改善心肺功能，促进体内脂肪分解代谢等。而无氧运动常见的形式有举重、短跑、特定肌肉的力量训练、器械练习等，主要针对身体特定部位的塑形或通过锻炼肌肉来提高肌肉的爆发力，其能量供给更加依赖于碳水化合物的分解而不是甘油三酯的分解。

最后，运动的强度与时长对不同种类血脂的影响不一样。有研究认为，长时间的中低强度耐力运动（有氧运动）有利于血液甘油三酯（triglyceride, TG）水平的降低和血液总胆固醇（total cholesterol, TC）向肝脏的转运。持续至少12周的有氧运动，每周3~4次，每次平均持续40分钟，对TG水平有明显的降低作用。另外，30分钟以上中等强度、长期规律性的耐力运动有助于升高HDL-C水平。但是需要坚持，一旦停止运动，升高的HDL-C水平并不能维持，甚至会再次下降。而运动对LDL-C的影响目前报道不一，也有实验发现，运动对LDL-C水平无明显的或长期的改善。

因此，即使经常运动，血脂水平也不一定能保持正常。我们需要科学地对待血脂异常的问题，坚持适量、规律的有氧运动能够高效率辅助降血脂，但高脂血症患者仍然需要在医生的指导下根据身体情况科学运动，必要时还需服用降血脂药物。

17 中国人的血脂情况怎样，控制水平如何

中国人血脂异常的形势十分严峻。

据世界权威科学期刊《柳叶刀·地区卫生》2023年6月报道，2002—2018年中国血脂异常患病率（定义为存在任何一种类型的血脂异常，切点为TC≥6.22 mmol/L、LDL-C≥4.14 mmol/L、HDL-C≤1.04 mmol/L、TG≥2.26 mmol/L）从18.6%大幅上升至35.6%。世界权威科学期刊《自然》2020年6月报道，1980年中国居民的平均非HDL-C水平是全球最低的国家之一，到2018年则达到或超过了许多高收入西方国家，成为非HDL-C增长率最高的国家之一，表明了我国血脂异常的情况仍在不断加剧。另外，我国儿童及青少年的血脂情况也不容乐观。2017年儿童及青少年心血管与骨健康促进项目对14 395名6～16岁儿童及青少年调查显示，血脂异常的总体检出率为20.3%（儿童血脂异常切点为TC≥5.18 mmol/L、LDL-C≥3.37 mmol/L、HDL-C≤1.04 mmol/L、TG≥1.7 mmol/L）。而血脂异常问题在特定人群中更加突出，《2019年中国企业家健康绿皮书》显示，在企业家样本人群中，血脂异常的发生率高达57.6%，远远高于全国平均患病水平。

在血脂异常类型方面，低高密度脂蛋白胆固醇血症和高甘油三酯血症是中国居民血脂异常主要类型，而高胆固醇血症和高低密度脂蛋白胆固醇血症的患病率呈快速增加的态势。2014—2019年中国心血管病高危人群早期筛查与综合干预百万人群项目针对≥35岁成人的血脂异常患病率调查结果显示，高胆固醇血症、高甘油三酯血症、高低密度脂蛋白胆固醇血症、低高密度脂蛋白胆固醇血症的患病率分别为7.1%、16.9%、4.0%和15.6%。2021年《中国全科医学》的一项研究报道，老年人中上述血脂异常的患病率分别为19.7%、20.8%、15.3%和20.2%。一项针对儿童及青少年的研究则显示，儿童及青少年血脂异常以低高密度脂蛋白胆固醇和高胆固醇血症为主，高胆固醇血症、高甘油三酯血症、高低密度脂蛋白胆固醇血症、低高密度脂蛋白胆固醇血症的患病率分别5.0%、3.5%、3.7%和13.3%，其中高甘油三酯血症检出率较2004年增加近3倍。

然而更令人担忧的是，现阶段我国血脂异常的知晓率、治疗率和控制率总体上仍处于较低水平。中国高血压调查（China Hypertension Survey, CHS）显示，2012—2015年中国35岁及以上成人对血脂异常的知晓率和治疗率仅分别为16.1%和7.8%，而控制率更是低至4.0%。解决我国的血脂健康问题任重而道远！

18 世界各地人的血脂情况怎样，控制水平如何

　　2020年，《自然》期刊发表了全球近40年的人均血液胆固醇含量变化趋势的统计分析，研究数据基于1980—2018年间共计1 127项血脂相关研究，涉及全球200多个国家或地区和1.026亿人口。这是一项史无前例的关于全球胆固醇水平的研究。

　　研究表明，1980—2018年近40年间，全球平均TC水平轻微下降。2018年，全球男性和女性的平均TC水平分别为4.5 mmol/L和4.6 mmol/L。在欧洲的中部、东部、西南部和西北部地区以及高收入的西方地区，虽然TC水平仍高于全球水平，但降幅很大，其中以欧洲西北部的降幅最大，约每10年下降0.3 mmol/L。相反，东亚、东南亚、非洲撒哈拉以南的部分地区、美拉尼西亚则有所上升，增幅最大的是东南亚，约每10年增加0.2 mmol/L。

　　非HDL-C指除HDL-C以外其他脂蛋白中含有的胆固醇总和，包括LDL-C与VLDL-C，其中LDL-C占70％以上。非HDL-C的改变是引起平均TC水平改变的主要因素。2018年，全球男性和女性的平均非HDL-C水平均约为3.3 mmol/L，平均HDL-C水平则分别为1.1 mmol/L和1.3 mmol/L。分析显示，人均非HDL-C水平最高的国家或地区已经从欧洲的比利时、芬兰、冰岛、挪威、瑞典、瑞士和马耳他，北美洲的格陵兰岛变为亚洲和太平洋地区的托克劳、马来西亚、菲律宾和泰国。这些国家的人均非HDL-C水平均在4 mmol/L或以上。1980年，中国是人均非HDL-C水平最低的国家之一；但至2018年，已达到或超过了许多高收入西方国家，同时中国也是1980—2018年近40年间人均非HDL-C水平增长最快的国家。在全球人均非HDL-C水平排名中，无论是男性还是女性，中国的排名均急剧上升。

　　据统计，2017年高非HDL-C水平导致全球约390万人死于缺血性心脏病和缺血性脑卒中，比1990年增加了约91万人。这一增长是在西方国家减少了约50万死亡人数的情况下的净增长，主要的增长来源于亚洲地区。2017年与1990年相比，东亚地区因高非HDL-C水平导致的死亡人数从约25万增至约86万，东南亚地区则从约11万增至约31万。2017年，因高非HDL-C水平导致的死亡人数中有50％来源于东亚、东南亚和南亚地区，而1990年这项数据仅为25％。

19 血脂与寿命有什么关系

在心血管研究领域里有这么一句话——"人与动脉同寿"，可见血管健康与人的寿命紧密相关。血脂异常则是ASCVD的独立危险因素，因此，血脂健康管理对健康长寿有着决定性意义。

对中国1 002例海南百岁老人队列研究显示，血脂水平与长寿直接相关。研究结果显示，我国海南百岁老人TC、TG、LDL-C和HDL-C中位数水平分别为4.60 mmol/L、1.05 mmol/L、2.77 mmol/L和1.41 mmol/L，这说明我国海南百岁老人的血脂水平维持在健康水平。另外，对2019年广西红水河流域长寿人群的调查显示，90岁以上长寿组人群的TC、LDL-C、Apo A和Apo B水平低于老年组和年轻组，但是血脂中抗动脉粥样硬化的指标水平显著高于较老年组，包括HDL-C/TC（0.32 vs 0.28）和HDL-C/LDL-C（0.52 vs 0.43），表明长寿人群的"坏胆固醇LDL-C"指标低而"好胆固醇HDL-C"指标高。

这些研究提示，长寿的秘诀之一就是要稳定血脂水平并保持血脂健康。

必须要着重指出的是，只有很少一部分人有很好的血脂水平遗传背景，可以保持符合长寿的血脂数值。大部分人即使由于遗传或其他因素导致血脂水平有些偏高，也可以通过人为的调节使血脂水平保持在"长寿级别"。

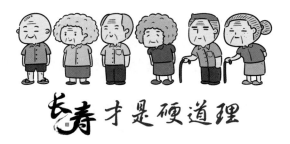

长寿 才是硬道理

参考文献

[1] 王盛书，杨姗姗，贾王平，等．海南百岁老人血脂水平及分布特征［J］．中华流行病学杂志，2021，42（1）：80-87．

[2] 李琪琪，潘尚领．HBB rs35755129基因多态性与广西红水河流域长寿人群血糖血脂水平的相关性［J］．中国临床医学，2019，26（6）：834-838．

20 血脂成分的相关研究获得过多少人次的诺贝尔奖

胆固醇及其生理调控与作用，包括其合成代谢及以胆固醇为原料生产的一系列甾体类激素，很早就是科学研究的热点，有多位研究工作者因相关的研究而获得科学界的最高荣誉——诺贝尔奖：

1927年，威兰德（Heinrich Otto Wieland），慕尼黑（1877—1957）：进行了胆汁酸和有关物质的结构的研究。

1928年，温道斯（Adolf Otto Reinhold Windaus），格丁根（1876—1959）：研究为阐明甾醇类的结构及其与维生素的关系提供了依据。

1939年，布特南特（Adolf Friedrich Johann Butenandt），慕尼黑（1903—1995）：进行了有关性激素的研究工作。

1943年，多伊西（Edward Adelbert Doisy），圣路易斯（1893—1986）：虽然他是甾体研究的先驱者之一，但他获得诺贝尔奖是因为发现了维生素K及其结构和生理作用。

1950年，亨奇（Philip Showalter Hench），罗切斯特（1896—1965）；赖希施泰因（Tadeusz Reichstein），巴塞尔（1897—1996）；肯德尔（Edward Calvin Kendall），罗切斯特（1886—1972）：他们发现有关肾上腺皮质激素及其结构和生物学作用。

1964年，布洛赫（Konrad Emil Bloch），马萨诸塞州（1912—2000）；吕南（Feodor Felix Konrad Lynen），慕尼黑（1911—1979）：他们发现了胆甾醇和脂肪酸代谢的机理及调节。

1966年，哈金斯（Charles Brenton Huggins），芝加哥（1901—1997）：发现了用激素治疗前列腺癌。

1969年，巴顿（Derek H. Barton），伦敦（1905—1998）；哈塞尔（Odd Hassel），奥斯陆（1897—1981）：发展了构型的概念，并用之于化学中。

1971年，萨瑟兰（Earl Wilbur Sutherland Jr.），纳什维尔（1915—1974）：有关激素作用机制的发现。

1985年，布朗（Michael Stuart, Brown），得克萨斯（1941—）；戈尔茨坦（Joseph Leonard Goldstein），得克萨斯（1940—）：在胆固醇代谢的调控方面的发现。

参考文献

威兹曼（Witzmann R. F.）. 甾体：生命的钥匙［M］. 马立人，王培仁，等，译. 北京：科学出版社，1987.

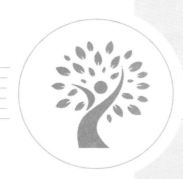

第二部分 高脂血症的危害

21 什么是高脂血症

　　高脂血症（hyperlipidemia）即血脂异常，通常指血清TC水平和/或TG水平升高，在研究与临床实践中，还包括低高密度脂蛋白胆固醇血症。

　　根据《中国成人血脂异常防治指南》（2007年）的标准，出现以下一种或多种情况即可定义为血脂异常：当TC≥6.22 mmol/L（240 mg/dL）或LDL-C≥4.14 mmol/L（160 mg/dL）时为高胆固醇血症，当TG≥2.26 mmol/L（200 mg/dL）为高甘油三酯血症，当HDL-C≤1.04 mmol/L（40 mg/dL）为低高密度脂蛋白胆固醇血症。

　　在临床实践中，对血脂正常水平有更严格的限定范围，而非仅限于不超出上述标准。目前，可根据《中国血脂管理指南（2023年）》中的中国ASCVD一级预防低危人群主要血脂指标的参考标准来指导血脂健康管理。

中国ASCVD一级预防低危人群主要血脂指标的参考标准

分层	TC/ (mmol·L⁻¹)	LDL-C/ (mmol·L⁻¹)	HDL-C/ (mmol·L⁻¹)	TG/ (mmol·L⁻¹)	非HDL-C/ (mmol·L⁻¹)	Lp（a）/ (mg·L⁻¹)
理想水平	—	<2.6	—	—	<3.4	—
合适水平	<5.2	<3.4	—	<1.7	<4.1	<300
边缘升高	≥5.2且 <6.2	≥3.4且 <4.1	—	≥1.7且 <2.3	≥4.1且 <4.9	—
升高	≥6.2	≥4.1	—	≥2.3	≥4.9	≥300
降低	—	—	<1.0	—	—	—

　　参考标准仅针对ASCVD一级预防低危人群。表中所列数值是干预前空腹12小时测定的血脂水平。

参考文献

中国血脂管理指南修订联合专家委员会．中国血脂管理指南（2023年）［J］．中国循环杂志，2023，38（3）：237-271．

高脂血症的危害有多大

高血脂容易引起血脂尤其是胆固醇在血管内沉积，进而发展为动脉粥样硬化血管疾病，包括心肌梗死（冠心病）、脑梗死（脑卒中）和阿尔茨海默病（老年性痴呆）在内的200余种严重疾病。它们对人们的生命健康构成了巨大的威胁。《中国心血管健康与疾病报告2022》显示，2020年，中国农村、城市心血管病分别占死因的48.00%和45.86%。每5例死亡中就有2例死于心血管病。2020年心血管病患病人数为3.3亿，其中脑卒中者1 300万、冠心病者1 139万、心力衰竭者890万、肺源性心脏病者500万、心房颤动者487万、风湿性心脏病者250万、先天性心脏病者200万、下肢动脉疾病者4 530万、高血压者2.45亿。

高血脂引起血管病变后，其临床表现的严重程度主要取决于动脉腔狭窄的程度及受累器官缺血的状况。当心脏的冠状动脉粥样硬化时，可能引起冠状动脉粥样硬化性心脏病（简称冠心病），严重者出现心肌梗死等。世界卫生组织（World Health Organization, WHO）发布的《2019全球健康预测》报告（涵盖2000—2019年的数据）显示，缺血性心脏病是全球十大死亡原因之首。在过去20年，心脏病一直是全世界的主要死因。2019年，有近900万人死于心脏病，与2000年相比增加了200多万，全世界16%的死亡病例都因心脏病导致。

此外，当脑动脉粥样硬化导致脑血管阻塞或粥样斑块脱落时，可引起脑梗死或造成脑血管破裂出血等。肾动脉粥样硬化会导致肾性高血压，甚至可发生肾功能衰竭。当血栓堵塞肺脏就会发生肺梗死，导致胸痛、咯血、呼吸困难等。下肢动脉粥样硬化则会出现间歇性跛行等。此外，由于脂肪的堆积，还会发生脂肪肝、黄色瘤；视网膜脂肪变性可导致失明；血液中甘油三酯过高则容易引发急性胰腺炎等。高脂血症还会导致胰岛 β 细胞出现脂毒性，抑制胰岛 β 细胞分泌胰岛素，从而引起糖耐量受损及糖尿病。

参考文献

中国血脂管理指南修订联合专家委员会. 中国血脂管理指南（2023年）［J］. 中华心血管病杂志，2023，51（3）：221-255.

23 高脂血症与冠心病有什么关系

　　冠状动脉粥样硬化性心脏病（简称冠心病），是血管腔狭窄或阻塞造成心肌缺血缺氧或坏死而导致的心脏病，大多数冠心病由动脉粥样硬化引起，特别是动脉粥样硬化斑块不断发展进而形成血栓可以引起致命的后果，如急性心肌梗死和心源性猝死。WHO将冠心病分为5大类，包括无症状心肌缺血（隐匿性冠心病）、心绞痛、心肌梗死、缺血性心力衰竭（缺血性心脏病）和猝死5种临床类型。

　　血脂异常与冠心病的关系极为密切，是冠心病的独立危险因素。冠心病的病理基础是动脉粥样硬化，而引起动脉粥样硬化的原因虽然复杂，但血脂异常是其中最重要的因素之一。血浆LDL-C水平过高，可以加剧血管内膜脂质沉积，加速斑块的形成和进展，从而促进冠心病的发生。

　　已有研究证明，TC和LDL-C水平与冠心病的发生呈显著正相关。美国弗莱明翰心脏研究（Framingham Heart Study）通过对5 209名居民长达30年的随访发现，TC水平高于7.8 mmol/L的人群有90%发生了冠心病，发生心肌梗死的男性患者的TC水平为5.2～7.0 mmol/L，TC平均水平为6.3 mmol/L。另外，血中TC浓度每升高10%，冠心病的发生风险会增加20%，而患者的死亡风险会增加23%。相反，HDL-C水平与冠心病发病呈负相关。血浆HDL-C每升高0.03 mmol/L，冠心病的发病风险会降低2%～3%。近年来有研究表明，TG水平与冠心病事件也有密切关系。

　　总体而言，在血脂异常中，危害最大的是LDL-C水平升高。因此，降低LDL-C和TC水平对预防冠心病至关重要。

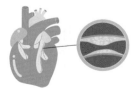

高血脂引起血液黏稠和动脉斑块，与冠心病发病息息相关

24 高脂血症与脑卒中有什么关系

脑卒中俗称"中风"，是一组突发的脑内局部血液循环障碍引起神经功能障碍的疾病的总称。脑卒中可分为由血栓栓塞引起的缺血性脑卒中（80%）和由血管破裂（如蛛网膜下腔出血或脑出血）引起的出血性脑卒中（20%）。脑卒中有高发病率、高患病率、高死亡率、高致残率及高复发率的"五高"特点。2018年WHO的相关数据显示，脑卒中是全球引起残疾和痴呆的首要原因，是居第二位的致死原因。在我国，脑卒中是成年人致死和致残的首要原因。

血脂异常引起的动脉粥样硬化是缺血性脑卒中最重大的风险因素之一。脑部血管内壁动脉粥样硬化进展成斑块，可使患者的动脉管腔出现狭窄而导致供血不足，或斑块脱落形成血栓，导致血流供应减少或血管栓塞，形成缺血性脑卒中。此外，外周循环脱落的血栓也会经血液循环进入脑组织导致缺血性脑卒中。

2018年，瑞典隆德大学的研究表明，降低LDL-C水平对缺血性脑卒中及其亚型有预防作用。2019年，英国牛津大学、中国医学科学院、北京大学以及中国国家食品安全风险评估中心合作对超过50万的中国成年人进行近10年的跟踪随访，发现中国成年人血中LDL-C水平与缺血性脑卒中风险呈正相关，但与脑出血风险呈负相关；广泛地使用降低LDL-C水平的药物治疗，可以预防中国人及其他国家人群中的整体脑卒中和其他血管疾病。2022年6月，北京天坛医院王拥军教授等在 *JAMA Network Open* 上发表了基于中国脑卒中注册登记研究事后分析的论文，对2015—2018年10 348例缺血性脑卒中（发病7天内）患者数据的分析表明，LDL-C水平升高依然是脑卒中复发的危险因素，合并冠心病者脑卒中复发风险增加23%，LDL-C浓度每升高0.259 mmol/L（10 mg/dL），脑卒中复发风险增加2%。

因此，加强对高低密度脂蛋白胆固醇血症等传统危险因素的控制是降低脑卒中发病率和复发率的重要手段。

25 高脂血症与老年期痴呆有什么关系

痴呆是一类慢性获得性进行性认知功能障碍综合征，临床上以缓慢出现的智能减退为主要特征，如记忆力、判断力以及注意力等受损，并伴有不同程度的抑郁、冷漠、焦虑等情绪改变。国际上习惯于按照发病年龄是否超过65岁，将痴呆分为老年前期痴呆和老年期痴呆。痴呆的临床分类包括阿尔茨海默病所致痴呆、脑血管病所致痴呆、路易体病所致痴呆和额颞叶痴呆等。其中，阿尔茨海默病所致痴呆是最主要的老年期痴呆类型。

《中国阿尔茨海默病报告2021》显示，2019年，全世界阿尔茨海默病及其他痴呆患病人数超过5 000万，其中，我国患病人数超过1 300万，约占全世界数量的25.5%。2019年，中国60岁及以上痴呆患者约有1 507万，其中，阿尔茨海默病患者983万，血管性痴呆患者392万，其他痴呆患者132万。有数据显示，老年期痴呆出现年轻化趋势，公认的发病年龄已由原来的65岁提前到了55岁。

然而，老年期痴呆的病因和发病机理尚未完全明确，但包括高脂血症、心脑血管疾病和不良生活方式在内的多个因素被确定与痴呆的发病风险相关，并且这些因素如果能够得到控制，会大大降低老年期痴呆的患病风险。《柳叶刀》杂志发表了一项关于血脂与老年期痴呆相关性的大规模人群研究，结果表明，中年时（<65岁）高水平的LDL-C与10年后更高的患痴呆风险相关。中年时期LDL-C水平高于4.92 mmol/L的人与LDL-C水平低于2.59 mmol/L的人相比，10年后被诊断为痴呆的风险高出约60%。65岁以前，LDL-C浓度每增加1.01 mmol/L，后续10年内患痴呆风险增加10%，10年后患痴呆风险增加17%。这项研究表明，痴呆风险与至少10年前中年时期（<65岁）的LDL-C水平相关，并且中年时期可能是通过控制LDL-C水平来降低未来痴呆风险的最佳时期。这正是：中年高血脂，老来患痴呆。

26 高脂血症与肾病综合征有什么关系

　　肾病综合征（nephrotic syndrome, NS）是由于多种病因造成肾小球基底膜通透性增高、大量蛋白从尿中丢失的临床综合征，其主要特点是大量蛋白尿、低白蛋白血症、水肿和高胆固醇血症。应当明确的是，并不是所有的肾脏疾病都会造成高脂血症。但是，患肾病综合征时会出现血脂升高，表现为TC、LDL-C和TG水平明显升高，而HDL-C水平则可能降低。

　　近年来的研究显示，血脂异常虽然可能不是最主要的损伤因素，但其也是造成慢性肾损伤的一种重要风险因素。肾脏组织中微血管内皮细胞、肾小管上皮细胞、足细胞以及浸润的巨噬细胞等炎症细胞表达B族清道夫受体CD36，CD36可与长链脂肪酸（long chain fatty acid, LCFA）和oxLDL等结合，并引起脂质在肾脏不同细胞中的堆积。例如，在巨噬细胞中CD36介导oxLDL或脂肪酸的吸收，从而导致血管粥样硬化病变。另外，在近端肾小管上皮细胞中，CD36介导了近端肾小管上皮细胞的凋亡。通过炎症及氧化应激等损伤机制，异常的血脂最终参与慢性肾脏病的发生、发展。

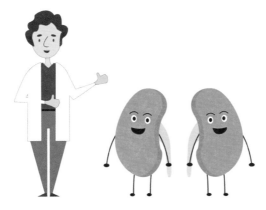

血脂健康有利于肾脏健康

27 高脂血症会致盲吗

会！高脂血症可引起视网膜静脉阻塞及脂性渗出等病变，严重时可致盲。

高脂血症是引起视网膜静脉阻塞的常见原因之一。高脂血症引起的视网膜静脉血栓可以造成视网膜血管阻塞，即"眼中风"。这可引起视力严重下降，尤其对于老年人，甚至可造成双目失明。一项荟萃分析发现，47.9%的视网膜静脉阻塞病例归因于高血压，20.1%的病例归因于高血脂。高血压患者患视网膜静脉阻塞的风险是非高血压人群的3.5倍，而高脂血症患者患视网膜静脉阻塞的风险则是非高血脂人群的2.5倍。

当患者有严重高脂血症时，血液中含有的大量富含甘油三酯的脂蛋白可使视网膜血管颜色变淡而接近乳白色。并且这些脂蛋白有可能进一步从毛细血管中渗出，即视网膜脂性渗出，表现为视网膜上出现黄色斑块。如果脂质渗出侵犯到黄斑，亦可严重影响视力。

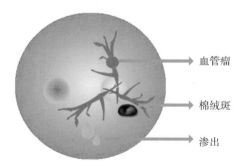

血管瘤

棉绒斑

渗出

高脂血症导致的眼底病变

参考文献

O'MAHONEY P R A, WONG D T, RAY J G. Retinal vein occlusion and traditional risk factors for atherosclerosis [J]. Archives of ophthalmology, 2008, 126 (5): 692-699.

28 高脂血症与骨关节炎有什么关系

骨关节炎（osteoarthritis，OA）是一种以软骨损坏为特征，由机械性因素，代谢、炎症和免疫等因素作用而造成的关节疾病。其病理表现为滑膜炎、软骨损伤、骨赘形成以及软骨下骨的重塑，临床可见关节的红、肿、热、痛、功能障碍及关节畸形，严重者导致关节残疾，常可累及手、髋、膝等多个关节。据报道，1990—2017年，我国患有有症状性骨关节炎的人数从2 610万增至6 120万，其中，腰椎骨关节炎、膝骨关节炎和颈椎骨关节炎是最主要的患病类型。

近年研究发现，骨关节炎的发病与代谢综合征有关，尤其与脂质代谢异常相关。临床上骨关节炎患者存在脂质代谢异常，提示高脂血症可能是骨关节炎的危险因素之一。我国一项包含13 906名中老年人的队列研究发现，高脂血症与膝关节疼痛以及临床影像学的严重程度相关。TG水平每上升1个单位，膝骨关节炎和膝关节疼痛患病风险分别增加8%和4%；血清中TC和LDL-C水平每增加1个单位，膝关节疼痛风险分别增加8%和6%。英国一项病例对照研究也表明，高脂血症是手部骨关节炎新发的独立危险因素，并且较高水平的HDL-C对手骨关节炎的发生有预防作用。

降血脂治疗可能具有改善骨关节炎的作用。有研究报告指出，在膝骨关节炎患者中，经X射线检查，他汀类药物的使用与膝骨关节炎的关节间隙狭窄的风险降低有关。有较长时间他汀类药物服用史的人群，发生膝关节疼痛的风险更低。机制上，高胆固醇可以触发软骨细胞的线粒体过度氧化应激，从而导致软骨细胞凋亡，造成软骨下骨丢失，最终发展为骨关节炎，而降血脂治疗可以通过抑制胆固醇升高而改善骨关节炎。

综上所述，高脂血症是骨关节炎发病的潜在危险因素。

参考文献

LI Y S, XIE W Q, XIAO W F, et al. Progress in osteoarthritis research by the National Natural Science Foundation of China [J]. Bone research, 2022, 10（1）: 41.

29 高脂血症对癌症有什么影响

　　癌症与血脂水平的关系是目前肿瘤学领域研究的重大问题。大量文献提示两者有以下两方面的联系。

　　一是癌细胞代谢依赖于脂质。研究表明，癌症是一类代谢性的疾病，其生物学特征之一是癌细胞的生长代谢不受正常的控制。显而易见，癌细胞的生长需要充足的脂质原料。高血脂水平会促进多种癌症的发生、发展、转移，包括乳腺癌、卵巢癌、子宫内膜癌、胰腺癌、肠癌和前列腺癌等。在这些癌症患者体内，脂类代谢发生明显变化，表现为脂肪组织分解动员增强、外源性脂类利用下降、VLDL和TG水平升高。癌症患者的脂代谢异常，严重时可以诱发或者加重恶病质。而纠正血脂异常，在一定程度上可以缓解这种现象并改善癌症患者的预后。

　　二是抗癌治疗需要兼顾纠正血脂异常。临床研究证明，在癌症的治疗过程中，患者会出现血脂异常，这会伴发心脑血管事件并对治疗效果产生不利影响。例如，在乳腺癌、前列腺癌和非小细胞肺癌治疗中，可观察到TC、TG和LDL-C水平上升，需要采取措施进行血脂管理。

参考文献

中国抗癌协会整合肿瘤心脏病学分会专家组 . 恶性肿瘤患者血脂管理中国专家共识［J］. 中华肿瘤杂志，2021，43（10）：1043-1053.

30 如何理解"人均预期寿命"和"人均健康预期寿命"

"人均预期寿命"指每个人出生时预期可存活的平均年数，描述的仅是寿命"数量"的大小。WHO的统计数据显示，2019年中国人均预期寿命为77.4岁。《2022中国卫生健康统计年鉴》显示，2021年中国人均预期寿命进一步提高至78.2岁。

"人均健康预期寿命"指一个人在完全健康的状态下生存的平均年数，描述的是如何高质量地活着，强调的是"数＋质"。WHO统计数据显示，2019年中国人均健康预期寿命仅为68.5岁。也就是说，中国老年人平均约有9年时间是带病生存的。

2022年，郑州大学公共卫生学院发布的一项居民去病因预期寿命分析数据显示，排除心脑血管疾病导致的死亡，人均预期寿命将增加8.13岁。血脂异常是导致心脑血管疾病的第一大致命因素，占所有致病因素的77%；而中国居民对血脂异常的控制率只有4.0%，这是导致中国老年人平均约有9年带病生存的主要原因。

老年人晚年如何体面地享受身体福利？

年轻时做好健康管理，才能为体面的老年生活兜底，提高人均健康寿命。具体的实现途径应包括以下三个方面：

（1）获取健康相关知识，提高健康素养。

（2）有健康的生活方式：合理膳食、科学运动、控制体重、戒烟、限酒等。

（3）终生管理血脂、血压和血糖。

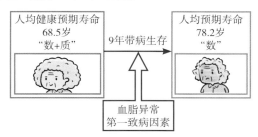

提高"人均健康预期寿命"的关键在于保持血脂健康

第三部分 高脂血症的病理生理

31 血脂异常能靠自我感觉来判断吗

　　血脂异常在其早期和轻度时，往往因患者没有任何不舒服的感觉而不易被察觉。大多数人的高脂血症是在体检或者出现并发症就医时才被发现。血脂异常是否引起动脉粥样硬化症状主要取决于血管病变程度以及受累组织器官的缺血程度，在动脉粥样硬化早期患者常无任何明显症状，这是所谓高脂血症发病的隐匿性。人们常对自身的高血脂浑然不知或置之不理而任其发展，最终因未及时治疗而导致高血压、冠心病、脑卒中等严重后果。因此，需要定期检查血脂，做到早发现、早预防。

　　血脂异常引起的早期症状主要有：

　　（1）时段性头晕。为高血脂常见的早期症状之一，特别是中老年人，早晨起床后感觉头脑不清醒，但早餐后可改善，午后易犯困，夜晚很清醒。

　　（2）身体多处出现黄色瘤。黄色瘤是一种少见的脂类代谢疾病。血脂黏稠，可导致血管堵塞、脂类细胞在皮下聚集，皮肤就会出现黄色瘤。

　　（3）腿经常抽筋，并时常感到肌肉刺痛，或小腿发凉、麻木。

　　（4）看东西模糊或视力下降。

　　（5）经常耳鸣或重听。

　　血脂异常可导致上述症状出现，但出现上述症状不只血脂异常这一种原因，其他一些疾病也可引起上述症状。因此，出现上述症状时应及时到医院进行检查，确诊由何种原因引起，不要盲目用药。

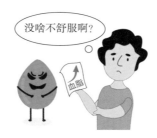

定期进行血脂检查是及时发现血脂异常的关键

血脂异常的病因有哪些

血脂异常的病因可以分为原发性和继发性两大类。

原发性高脂血症是由先天性的基因缺陷所致，可由单一基因或多个基因突变所致；另外，也有一部分原发性高脂血症的病因不明，可能与环境因素有关。由基因突变所致的高脂血症多具有家族聚集性，有明显的遗传倾向，特别是单一基因突变者。例如，LDL-R基因缺陷可引起家族性高胆固醇血症，临床上通常称为家族性高脂血症。一般在排除了继发性血脂异常后才可诊断为原发性高脂血症。

继发性高脂血症是指由全身系统性疾病所致的血脂异常，包括肥胖、糖尿病、肾病综合征、甲状腺功能减退症、肾功能衰竭、肝脏疾病、系统性红斑狼疮、糖原累积症、骨髓瘤、脂肪萎缩症、急性卟啉病、多囊卵巢综合征等。此外，某些药物（如利尿剂、非心脏选择性β受体阻滞剂、糖皮质激素等）也可能引起继发性血脂异常。

需要强调的是，不良的生活习惯是血脂异常的重大诱因，包括高胆固醇和高饱和脂肪酸食物的过量摄入。例如，有些人喜欢吃肥肉或动物内脏，或喜欢用动物油炒菜，时间长了，血脂就悄悄升高了。此外，久坐、酗酒、吸烟、精神紧张或焦虑等，也能引起血脂升高。

参考文献

［1］中国血脂管理指南修订联合专家委员会．中国血脂管理指南（2023年）［J］．中国循环杂志，2023，38（3）：237-271.

［2］Christie M. Ballantyne.临床血脂学［M］．2版．胡大一，译．北京：北京大学医学出版社，2017.

33 什么是高脂血症的遗传倾向

因先天性基因缺陷而导致的高脂血症，通常具有明显的遗传倾向和家族聚集性，这些高脂血症统称为家族性高脂血症。家族性高脂血症可由单基因突变引起，也可由多个遗传易感基因变异与环境因素（吸烟、不良的饮食和作息习惯等）相互影响而引起。

由单基因变异引起的最常见的遗传性血脂异常疾病是家族性高胆固醇血症（familial hypercholesterolemia, FH）。FH以LDL-C水平极度升高、肌腱黄色瘤及早发冠心病等为特征，主要为常染色体显性遗传，已鉴定的致病突变基因包括LDL-R、PCSK9和Apo B等。极少部分FH为常染色体隐性遗传，如LDL-R衔接蛋白1功能失去性突变。根据致病基因的等位基因变异情况，FH可以分为杂合子FH（HeFH）和纯合子FH（HoFH）。FH是严重的遗传代谢性疾病，患者及其近亲属具有极高的心血管事件风险且有早发的特点，而早期筛查诊断和尽早接受药物治疗可提高FH患者的存活率。

由多个遗传易感基因变异构成的特定遗传背景所驱动的血脂异常是临床中更为普遍的现象。《临床血脂学》（第2版）（Christie M. Ballantyne著，胡大一译，北京大学医学出版社2017年版）认为："有1项或多项血脂异常的成年患者都是具有多基因遗传易感性的，即使是在有继发因素的情况下也是如此。"这表明，多基因遗传背景决定了个人的血脂异常遗传易感性。若高脂血症患者的兄弟姐妹也患有不同程度的高脂血症，则强烈提示其家族遗传背景具有血脂异常易感的特征。最新发表的一项关于遗传变异与血脂异常倾向相关性的研究支持了这个观点。该研究对我国37 317人的130个高血脂遗传易感基因变异与血脂的变化趋势进行了分析，发现低遗传风险人群（即遗传背景中具有较少的遗传易感基因变异）的TC、LDL-C和TG的年均变化均呈下降趋势；而高遗传风险人群的都呈上升趋势。该研究对一个常见的临床现象提供了解释，即高脂血症患者的亲属中若多人患有不同程度的血脂异常，虽然各人血脂异常的程度不尽相同（即不完全符合遗传定律），但具有明显的家族聚集性（即具有明显的遗传倾向），这可能是血脂异常遗传易感基因变异不完全相同导致的。

因此，高脂血症患者可以通过兄弟姐妹的血脂异常情况，初步评估其家族遗传背景的血脂异常易感风险，督促亲属定期进行血脂检查，对血脂异常做好早预防、早治疗，减少高脂血症带来的健康损害。

34 什么是动脉粥样硬化和 ASCVD

　　动脉粥样硬化主要是由于脂质代谢障碍引起的动脉管壁内膜粥样硬化性病变。其特点是受累动脉内膜受损、脂质和复合糖类积聚、出血及血栓形成，进而引起纤维组织增生及钙质沉着，导致动脉壁增厚变硬、血管腔狭窄。病变常累及大中动脉，当发展到足以阻塞动脉管腔时，则发生组织或器官缺血或坏死。由于脂质在动脉内膜积聚、沉积而形成斑块状物质，使局部组织坏死、软化，形成外观呈黄色的粥样物，因此称为动脉粥样硬化。动脉粥样硬化是冠心病、脑梗死、外周血管病的主要原因。

　　临床确诊的ASCVD主要包括：急性冠脉综合征、具有心肌梗死病史、稳定或不稳定型心绞痛、冠状动脉血管重建术（包括介入治疗和搭桥手术治疗）后、其他外周动脉疾病或血管重建术后、动脉粥样硬化源性的缺血性脑卒中或短暂性脑缺血发作。

　　目前，ASCVD已成为全世界导致死亡的首位原因。引起ASCVD的"罪魁祸首"之一就是血脂异常，最主要的是LDL-C水平升高。为了预防ASCVD的发生，《2019 ACC/AHA心血管疾病一级预防指南》推荐服用他汀类降血脂药物治疗，同时建议40岁以上人群定期体检、加强运动、健康饮食（增加蔬果、豆类、坚果、全谷物和鱼类的摄入）、控制体重，以减少ASCVD的危险因素，提倡终生健康的生活方式，降低ASCVD的发病风险。

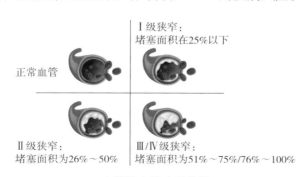

正常血管

Ⅰ级狭窄：
堵塞面积在25%以下

Ⅱ级狭窄：
堵塞面积为26%～50%

Ⅲ/Ⅳ级狭窄：
堵塞面积为51%～75%/76%～100%

血管狭窄的病理分级

35 高血脂是如何发展为动脉粥样硬化斑块的

　　大量研究表明，LDL-C、TG水平过高都可引起动脉粥样硬化，参与心肌梗死、脑梗死和老年期痴呆等重大疾病的发生、发展。动脉粥样硬化斑块的形成是一个缓慢的过程，其发病原因与机制不断被发现，其中脂质浸润学说已经得到许多证据的支持。该学说将动脉粥样硬化斑块的形成过程分为以下三步。

　　（1）动脉内皮下脂质颗粒的蓄积与修饰。过高的血脂水平使血液黏稠、血流速度减缓，脂质颗粒尤其是LDL-C在血管内皮下沉积，并且发生氧化等修饰。巨噬细胞通过识别、吞噬作用来清除过多沉积的LDL-C等脂质颗粒。但是这个过程首先需要将内皮下的LDL-C进行氧化等修饰，以区别血液中正常的LDL-C。LDL-C的氧化修饰被认为是动脉粥样硬化发生的重要步骤。

　　（2）单核细胞的黏附与迁移。发生脂质沉积病变部位的血管内皮细胞，在oxLDL等刺激下，产生一系列细胞因子，如单核细胞趋化蛋白-1，募集单核细胞穿越内皮细胞间隙，进入脂质颗粒沉积的病变部位。

　　（3）泡沫细胞的形成。迁移至内皮下的单核细胞分化为巨噬细胞，并吞噬oxLDL颗粒，持续摄取oxLDL后引起大量脂质蓄积，最终形成泡沫细胞。巨噬细胞吞噬的胆固醇可通过HDL转运至肝脏代谢，降低巨噬细胞胞内的脂质压力。因此，HDL有抑制泡沫细胞形成并阻止动脉粥样硬化的进展的作用。如果LDL-C沉积过多，超过HDL的转运能力，则巨噬细胞吞噬的脂质不断增多，最终形成泡沫细胞直至死亡。除了受损伤的细胞及巨噬细胞可转化为泡沫细胞，oxLDL还可诱导平滑肌细胞增生、移行，产生平滑肌细胞源性泡沫细胞。大量泡沫细胞沉积在动脉内皮下，临床上首先可表现为动脉粥样硬化的脂纹期；随着大量泡沫细胞在动脉内膜下不断聚集，最终形成斑块。

36 动脉斑块有什么特性，如何及时发现颈动脉斑块

　　动脉斑块在临床上称为"动脉粥样硬化斑块"，是引起心血管疾病确定的危险因素。动脉斑块形成的主要原因包括高脂血症（尤其是LDL-C升高）、高血压、高血糖、吸烟等。其形成过程涉及许多复杂的病理生理变化：在上述危险因素作用下，血管内膜出现轻微损伤，脂质沉淀氧化修饰，单核细胞侵入形成泡沫细胞，导致血管壁增厚，并逐渐钙化形成斑块，造成血管弹性消失、管腔狭窄变小。斑块在形成早期没有钙化，被称为软斑块，其特点是容易发生破裂、出血、脱落等，因而被称为不稳定斑块或软斑块。软斑块经过降血脂治疗后，是可以逆转或自行消退的。软斑块钙化后则形成稳定斑块。斑块的稳定和不稳定不是一成不变的。稳定斑块在血脂异常状态下可以越长越大，或因炎症致组织坏死、出血、脱落，又变成不稳定的斑块；或情绪激动、暴怒等也可引起斑块破裂、脱落，变成不稳定斑块。不稳定斑块的脱落容易诱导血栓形成，导致血管堵塞，引起脏器缺血缺氧，甚至发生心肌梗死与脑梗死。

　　动脉斑块易发、多发的部位是全身的大、中动脉。如颈总动脉斑块是最为常见的在体检时通过超声检查被发现的类型。其实，与颈总动脉一样斑块多发的部位还有心脏冠状动脉。此外，心脏的主动脉弓和髂总动脉部位也是斑块的多发部位。

　　随着年龄的增长，颈动脉粥样硬化斑块的患病率逐渐增加。大部分颈动脉斑块患者在早期或轻度时无明显症状，通常是在体检时通过超声检查等才发现颈动脉斑块的存在。因此，为了及时发现颈动脉斑块，应当定期进行体检。45岁以上男性及55岁以上女性应每年做1次颈动脉超声。有高血脂、高血压、高血糖或其他高危因素，如肥胖、吸烟、过度饮酒者，则要每隔半年检测1次。

37 动脉斑块已经形成，干预血脂还有意义吗

有，并且具有决定性的意义！

动脉粥样硬化斑块的发展是一个缓慢而持续的过程，经历从内膜损伤到泡沫细胞、脂质条纹，再到动脉粥样斑块、纤维斑块、斑块钙化及斑块破裂等一系列过程。随着斑块的进展，斑块负荷（斑块体积占血管体积的百分比）进一步增加，从而引起血管狭窄或形成易损斑块。易损斑块具有较大的坏死核心和薄纤维帽，不稳定，破裂后容易形成急性血栓，导致急性心脑血管事件的发生。易损斑块是急性心脑血管事件背后真正的"始作俑者"。中国住院的冠心病患者中约30.1%存在易损斑块。

LDL-C在动脉粥样硬化的发生和发展过程中起关键作用，是最重要的可改变的危险因素。LDL-C在血管内膜的沉积速度取决于血浆中LDL-C的浓度，浓度越高，其沉积速度越快。当LDL-C在血管内膜的沉积超过HDL向外转运胆固醇的能力，脂质不断增多，加上炎症反应的促进作用，最终导致斑块形成和斑块增大。降低血中LDL-C水平和提高HDL水平对胆固醇的逆转运，改善血脂的同时拮抗炎症，动脉粥样硬化斑块就可以发生逆转。动脉粥样硬化斑块越早干预其逆转越快，越晚干预其逆转越慢；但是，任何时候采取降低血脂的干预措施都是可以获益的。

参考文献

［1］中华心血管病杂志（网络版）编辑委员会．动脉粥样硬化斑块的筛查与临床管理专家共识［J］．中华心血管病杂志（网络版），2022，5（1）：1-13.

［2］DAWSON L P, LUM M, NERLEKER N, et al. Coronary atherosclerotic plaque regression: *JACC* state-of-the-art review［J］. Journal of the American College of Cardiology, 2022, 79（1）: 66-82.

38 通过干预血脂来逆转动脉斑块的生理基础是什么

　　动脉斑块逆转是指动脉粥样硬化斑块内的脂质逆向转运，使斑块体积减小、斑块负荷降低、斑块成分改变、斑块稳定性改善或者斑块完全消退，从而降低或消除斑块破裂的风险。斑块逆转可以通过清除脂质和坏死物质、修复内皮、停止血管平滑肌细胞增殖及消退炎症来实现。LDL-C在受损血管壁的积累是斑块形成的始动因素和斑块增大的促进因素，因此，控制血脂对斑块的逆转非常重要。

　　从高血脂促进斑块形成的机制可见，LDL-C沉积超过HDL的转运能力是促进泡沫细胞不断增加进而引起斑块发生、发展的重要病理机制。要实现斑块逆转，一方面要显著降低TC和LDL-C水平，减少斑块形成的脂质来源；另一方面需要提高HDL的水平，促使斑块中的胆固醇逆向转运至肝脏清除。降低血脂水平还可以降低oxLDL的水平，减少炎性细胞的浸润。这些共同构成逆转动脉斑块的生理学基础。

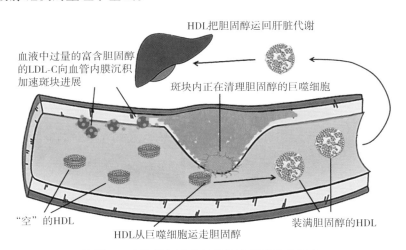

HDL把胆固醇运回肝脏代谢

血液中过量的富含胆固醇的LDL-C向血管内膜沉积加速斑块进展

斑块内正在清理胆固醇的巨噬细胞

"空"的HDL

HDL从巨噬细胞运走胆固醇

装满胆固醇的HDL

降低LDL-C和增加HDL是逆转动脉斑块的核心

39　如何设定逆转动脉斑块的治疗指标参数

　　为逆转动脉斑块，降血脂治疗要减少胆固醇流入斑块和增加胆固醇流出斑块。临床上评估动脉粥样硬化斑块体积的变化常用血管内影像学检查如血管内超声等，具体指标包括斑块体积百分比（percent atheroma volume, PAV）和斑块总体积（total atheroma volume, TAV）。PAV或TAV较开始时增加，则判断为斑块进展；反之为斑块逆转。

　　研究显示，降血脂治疗可稳定或逆转斑块的恶化进展，而动脉粥样硬化体积每减少1%就可以使心血管事件减少20%。多项临床试验证明，降血脂治疗将LDL-C水平降至≤2.1 mmol/L并维持24个月时，冠状动脉斑块停止生长，甚至体积缩小；当LDL-C水平降至低于1.8 mmol/L、HDL-C水平升高至大于等于1.2 mmol/L时，斑块体积缩小更为显著。

　　目前一般认为，LDL-C水平降低至1.4～2.1 mmol/L时，动脉斑块保持不进展；若HDL-C水平升高8%以上，达到1.2～1.4 mmol/L，且Apo A1水平同时升高9%以上至1.35～1.5 g/L并维持2年以上时，可实现动脉斑块逆转。即使不是所有的动脉斑块均可以逆转，也能延缓其进展，有效降低心脑血管事件风险。

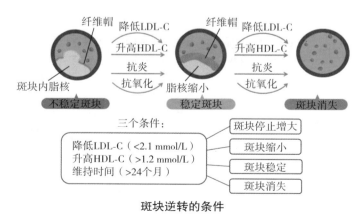

斑块逆转的条件

40 高脂血症与肝脏疾病有关系吗

肝脏是胆固醇和甘油三酯等脂质合成、分解、转化及肝外输出等代谢的枢纽。肝功能受损容易导致高脂血症，同时高血脂也会进一步促进肝脏疾病的发生、发展。

脂肪肝、肝硬化或病毒性肝炎等肝脏疾病伴发不同种类的高脂血症，说明高脂血症可能是肝脏疾病的一种后果。多重原因如肝毒性药物导致肝实质细胞受到损伤，可能导致肝脏合成或输出胆固醇、甘油三酯的能力下降，也不能及时清除或分解血液中的胆固醇和甘油三酯，便可能造成脂类物质在肝脏过度蓄积，从而导致脂肪肝，同时产生高脂血症。

研究还表明，血脂异常也参与了肝脏的病变过程。以脂肪肝为例，免疫失调、肠道失衡和代谢紊乱目前被认为是脂肪肝的重要病因。脂肪肝始于肝脏脂肪积累，研究显示，某些脂质通过诱导胰岛素抵抗、肝细胞损伤、炎症和氧化应激等毒性作用进一步加速脂肪肝的发展。高甘油三酯血症引起胰岛素抵抗，进一步引起脂质代谢紊乱，过量脂肪在肝内浸润，肝细胞形成脂肪颗粒并发生肿大，压迫肝血窦，逐渐造成肝细胞缺血、变性、坏死；若进一步发展，则可能发生肝纤维化甚至肝硬化。同时，肝细胞的脂肪变性及游离脂肪酸已经被证明对肝细胞直接产生毒性损伤作用，引起肝细胞代谢功能的紊乱，形成恶性循环。

因此，日常除密切监测血脂和肝功能等指标以外，还需要注意饮食控制，做到低脂、低糖饮食，适当进行体育锻炼，降低脂肪肝的风险。另外，在肝脏有基础性疾病的情况下，通过他汀类药物控制血脂的时候，需要注意监测他汀类药物带来的肝损伤的不良反应。

41 高脂血症与高血压有关系吗

高血压是指体循环动脉管里血流的压力增高，收缩压大于140 mmHg，舒张压大于90 mmHg[①]。在安静状态下测量血压，非同日3次以上的血压均达到上述标准应诊断为高血压。高血压和高脂血症是两种不同的疾病，具有不同的发病机制，但两者有着共同的风险因素，如超重与肥胖、缺乏体力活动、吸烟、过度饮酒、长期情绪紧张等；并且都对心脑血管造成损伤，增加心脑血管疾病的风险。

2012—2015年中国重要心血管病患病率调查显示，高血压合并至少1种血脂异常的患病率为41.3%，合并高总胆固醇血症、高甘油三酯血症、高低密度脂蛋白胆固醇血症和低高密度脂蛋白胆固醇血症的患者分别占9.9%、18.0%、7.8%和20.6%。而在一项对19省84个中心纳入的12 040例血脂异常患者的横断面研究显示，血脂异常患者中51.9%的患者合并高血压。临床观察到血脂异常的高血压患者的血压节律消失，表现为夜间血压明显升高，而血脂正常的高血压患者白天血压升高明显，这表明血脂异常参与高血压的发生、发展。高血脂使血液的黏稠度增加，脂质沉积在血管内壁，使原本光滑的血管内膜变得粗糙、高低不平，血管失去弹性，血管壁增厚，甚至出现斑块，导致动脉粥样硬化，引起动脉的狭窄，使血管阻力增加，从而引起高血压。此外，高血压造成血管内皮损伤，可以促进血脂沉积和动脉斑块的形成与增大。

因此，高血脂和高血压均为ASCVD的独立危险因素。ASCVD发病风险随着血压和血脂升高幅度的增加而上升，应当立即同时启动降压和降血脂治疗，尽早实现血压和血脂双达标，并长期维持。

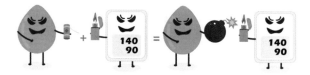

高血脂+高血压的危害：1+1＞2

[①] 2022年发布的《中国高血压临床实践指南》依据国际和国内循证医学的证据，建议把高血压的诊断标准更改为≥130/80 mmHg，通过防线前移来加强高血压的初始预防。

42 高脂血症与糖尿病有关系吗

　　糖尿病是一种以高血糖为特征的代谢性疾病，患者的空腹血糖≥7.0 mmol/L，餐后2小时血糖≥11.1 mmol/L。临床上将糖尿病分为1型和2型两类。1型糖尿病是自身胰岛 β 细胞被完全破坏，导致机体失去分泌胰岛素的功能，引起体内胰岛素绝对缺乏。2型糖尿病是体内胰岛素相对不足，或胰岛素抵抗导致胰岛素功能相对减少。高血脂与糖尿病常常互为因果，相互促进。

　　高血脂是2型糖尿病的独立危险因素。高血脂尤其是高水平游离脂肪酸等脂质通过炎症刺激、氧化应激等作用，导致胰岛 β 细胞的脂毒性损伤，抑制胰岛 β 细胞分泌胰岛素，并且直接诱导胰岛素抵抗，最终加速糖尿病的发展。糖尿病患者常常出现胰岛素抵抗和胰岛素分泌下降，二者都可引起脂类代谢紊乱导致血脂异常。

　　糖尿病合并高血脂的患者更容易发生脑卒中、冠心病、肢体坏死、眼底病变、肾脏病变、神经病变等并发症，因此，控糖的同时还要积极控制血脂水平。需要提醒的是，长期应用他汀类药物治疗可能会增加新发糖尿病风险。因此，糖尿病患者积极进行降血脂治疗时，在确定血脂管理目标值后，应当选用合适的药物和剂量进行个性化治疗，并坚持随访，定期复查空腹血糖、糖化血红蛋白、糖耐量及肝功能等指标。

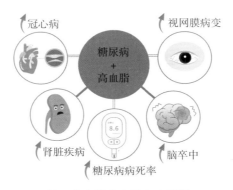

糖尿病合并高血脂危害剧增

43 高脂血症与高尿酸有关系吗

　　尿酸是体内嘌呤代谢的终产物。高尿酸血症是指机体嘌呤代谢紊乱，尿酸产生过多或肾脏排泄功能障碍，引起尿酸在血液中积聚。当尿酸达到一定程度时会引起痛风。痛风是指嘌呤代谢障碍所引起的一组慢性代谢性疾病，在临床上可以表现为高尿酸血症、反复发作的急性痛风性关节炎、尿酸性肾脏疾病、尿路结石以及痛风石的形成。当男性的空腹血尿酸浓度高于420 μmol/L，或者女性的高于360 μmol/L时，表明已经发生高尿酸血症。

　　研究发现，随着血脂水平的增加，血尿酸水平也升高，高血脂组中血尿酸异常发生率高于血脂边缘升高组及血脂正常组。高脂血症患者体内游离脂肪酸生成、分解利用等代谢活动增强，引起烟酰胺腺嘌呤二核苷酸磷酸–烟酰胺腺嘌呤二核苷酸介导的合成系统亢进，不仅导致甘油三酯的合成增加，还使血尿酸水平升高。同时，血液游离脂肪酸的异位沉积导致胰岛素抵抗，而胰岛素抵抗会引起尿酸在体内生成增多、肾脏对尿酸的清除率下降，导致尿酸在体内蓄积。

　　高尿酸血症患者的尿酸盐结晶沉积于动脉壁后，造成动脉壁增厚；此外，高尿酸促进LDL-C等脂质过氧化，导致血脂增高和脂质浸润蓄积，并伴随氧自由基生成增多而诱发炎症反应，导致血管内皮功能障碍，最终促进动脉粥样硬化斑块的形成。在治疗高脂血症时，应改善饮食习惯，避免过量食用嘌呤含量高的食物；每日饮水2 000 mL以上，促进排尿，控制尿酸水平。

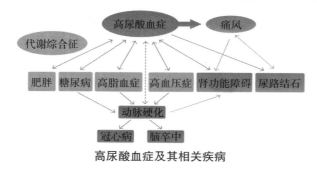

高尿酸血症及其相关疾病

饮酒对血脂有什么影响

　　酒对人有益还是有害取决于饮酒量的多少。过量饮酒可导致肝硬化、肿瘤，并增加心房颤动、心肌梗死及心力衰竭等心血管疾病，甚至是死亡的风险。红酒、啤酒与心血管事件间存在"J"形曲线关系，即适量时血管事件风险最低，过量时风险增加；而烈性酒与心血管事件间未见"J"形曲线关系。

　　酒精在体内转变为乙酸，乙酸减慢游离脂肪酸的氧化，但促进脂肪酸在肝内进行甘油三酯和胆固醇的合成，并且刺激极低密度脂蛋白的分泌，促进甘油三酯、胆固醇向肝外组织的转运。因此，长期大量饮酒可引起血脂异常。《中国居民膳食指南（2022）》倡导限制饮酒，成年人如饮酒，酒精摄入量每天应不超过15 g，儿童、青少年、孕妇、哺乳期妇女以及慢性病患者不应饮酒。

　　但是也有研究表明，适量饮酒可以升高HDL-C水平以降低心血管事件的风险。有研究发现，每天摄入30 g酒精，有助于升高HDL-C水平（升高8.3%）和Apo A1水平（升高6.5%）。另有研究发现，每天摄入适量的酒精（平均0.45 g/kg体重）可以升高HDL-C、Apo A1和Apo A2水平（分别升高18%、10%和17%）。酒精可能直接增加肝脏的载脂蛋白和脂蛋白颗粒的产生和分泌，增加甘油三酯脂肪酶的浓度，增加富含甘油三酯颗粒的脂解，促进胆固醇从循环的VLDL中流向HDL颗粒，提高了HDL水平。

　　此外，值得注意的是，大量饮酒与大量饮用西柚汁都会抑制肝脏中他汀类药物代谢酶CYP3A4的活性，延缓他汀类药物的代谢，存在增加他汀类药物不良反应的风险。

参考文献

ERIC B R, PAIGE W, KERRY F, et al. Moderate alcohol intake and lower risk of coronary heart disease: meta-analysis of effects on lipids and haemostatic factors [J]. British medical journal, 1999, 319（7224）: 1523-1528.

45 年龄对血脂有什么影响

随着年龄的增长，总体上，TC、LDL-C和TG水平呈逐渐上升的趋势，而HDL-C水平呈逐渐下降的趋势。然而，男性和女性的血脂随年龄的变化又有自身的特点。

有研究表明，我国男性在10～18岁阶段TC和LDL-C水平处于最低，平均水平分别为4.11 mmol/L和2.31 mmol/L；随着年龄的增加，TC和LDL-C水平快速升高，在50岁前后接近最高峰，平均水平分别为4.79 mmol/L和2.69 mmol/L；50岁后呈缓慢增长的趋势，TC和LDL-C平均水平分别为4.83～4.86 mmol/L和2.78～2.80 mmol/L。与男性相似的是，女性在10～18岁TC和LDL-C水平也处于最低，平均水平分别为4.23 mmol/L和2.32 mmol/L，略高于男性；然而不同的是，女性在18～40岁TC和LDL-C水平呈缓慢增长，平均水平远低于男性；女性在40～60岁TC和LDL-C水平快速升高，在50岁前后反超男性并继续快速提升，在60岁前后接近最高峰，之后随着年龄增长继续缓慢升高，TC和LDL-C平均水平分别在5.13～5.24 mmol/L和2.97～3.04 mmol/L。这一变化与女性雌激素分泌水平有关，雌激素具有抑制血脂升高的作用，45岁前后雌激素逐步减少是导致女性TC和LDL-C水平快速升高的重要原因。（详见第125页附录相关内容）

TG水平也随着年龄的增长而增加。男性在18岁后TG水平出现快速增长，在50岁前后达到最高峰，60岁后缓慢降低。中年时期（30～60岁）是男性社会活动最活跃的时期，这一变化很好地契合了男性社会活动的频繁程度，也侧面反映了饮食对TG水平的重要影响。女性在18岁后TG水平也稳步增长，但明显低于男性，女性在60岁前后TG水平赶超男性，在70岁前后达到最高峰。女性中年时期的TG水平没有快速增加也与雌激素抑制血脂升高有关。

HDL-C水平在青少年阶段最高，随着年龄的增长而下降。男性和女性HDL-C水平均在30岁前后到达平稳期，女性HDL-C水平高于男性。

参考文献

DING W, CHENG H, YAN Y, et al. 10-Year trends in serum lipid levels and dyslipidemia among children and adolescents from several schools in Beijing, China[J]. Journal of epidemiology, 2016, 26(12): 637-645.

46 为什么女性绝经期后要加强血脂健康管理

《2021版广州市城市人群健康报告》显示，20～49岁男性的高脂血症患病率显著高于女性。但50岁之后女性的高脂血症患病率赶超男性。这种差异主要由激素差异引起。雌激素是降低血脂水平、保护血管的重要物质。雌激素具有促进肝脏对LDL的摄取、抑制肝脂肪酶对HDL的分解代谢、抑制血小板在血管壁的黏附、改变动脉壁上的胶原蛋白和弹性蛋白的成分、减少LDL在动脉血管壁的沉积和增加载脂蛋白的合成等作用。雌激素还能降低血糖、促进胰岛细胞分泌胰岛素、改善机体对胰岛素的敏感性、增加糖耐量和改善糖代谢等。雌激素具有抗氧化性，能抑制铜离子、单核细胞、动脉壁内皮细胞对低密度脂蛋白的氧化，降低巨噬细胞对LDL的摄取。因此，血脂水平和性别有着密切的联系。

女性50岁以后由于雌激素明显减少，失去了雌激素的保护，血脂异常率升高。但是女性的平均寿命总体比男性长约5岁，这是由于女性在50岁之前得到雌激素的保护，血脂水平得到较好的控制，最终寿命长于男性。

因此，女性在绝经期后要加强血脂健康管理。

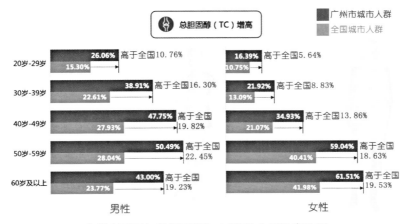

广州市不同年龄段男性和女性TC水平增高比例

资料来源：2021年11月第七届广东省健康管理高峰论坛暨第三届慢性病管理大会，广东省医院协会健康管理专业委员会与爱康集团发布的《2021版广州市城市人群健康报告》。

吸烟对血脂有什么影响

　　吸烟显著影响血脂健康，促进动脉粥样硬化，带来心脑血管疾病风险。吸烟是心脑血管疾病的独立危险因素并且效应较强，推荐避免任何烟草消费（Ⅰ类推荐，B级证据）。《健康中国行动（2019—2030年）》中的第四项是控烟行动，明确烟草严重危害人民健康。

　　流行病学研究显示，2018年，中国15岁及以上人群吸烟率为26.6%，其中男性吸烟率为50.5%，吸烟人数达3.16亿，"二手烟"暴露率为68.1%。2017年，中国因烟草死亡人数为249万人，每3名吸烟者中有2人死于烟草相关疾病。与不吸烟者相比，吸烟者TC升高3.0%，TG升高9.1%，LDL-C升高1.7%，HDL-C降低5.7%。每吸烟20支，TG增加0.17 mmol/L，HDL-C降低0.09 mmol/L。每天吸烟20支或更多支时，冠状动脉和脑血管疾病发生的相对风险增加1倍；每天吸烟超过40支，相对风险增加2.3倍。

　　烟草烟雾被人体吸收后会降低卵磷脂–胆固醇酰基转移酶（lecithin-cholesterol acyltransferase, LCAT）的活性，使HDL从组织中转运胆固醇的能力降低。烟草烟雾的成分引起毛细血管痉挛，减少外周血流量，同时降低脂蛋白脂肪酶水解TG的活性，从而导致血液中TG水平的增加。烟草烟雾中含有尼古丁、一氧化碳、氧自由基等200余种有害物质，损害血管内皮功能，使机体处于炎症状态，会导致动脉粥样硬化、斑块不稳定和血栓形成等。尼古丁刺激肾上腺皮质释放肾上腺素，导致血清游离脂肪酸浓度增加，刺激肝脏合成胆固醇、分泌VLDL和TG。

参考文献

［1］CRAIG W Y, PALOMAKI G E, HABDOW J E. Cigarette smoking and serum lipid and lipoprotein concentrations: an analysis of published data. British medical journal, 1989, 298（6676）: 784-788.

［2］国家心血管病中心. 中国心血管健康与疾病报告2020［M］. 北京: 科学出版社, 2021.

48 熬夜对血脂有什么影响

　　流行病学研究显示，睡眠时长及质量与心脑血管事件风险密切相关。中国人2021年每天睡眠的平均时间为7.06小时，64.75%的人每天睡眠不足8小时，41.9%的人经常熬夜，7.97%的人每天睡眠超过8小时。睡眠过短或过长都与冠心病、脑卒中、糖尿病、肥胖、高血压等风险增加有关；每天睡眠少于6小时，冠心病发病风险增加48%，脑卒中发病风险增加15%；每天睡眠多于8小时，冠心病发病风险增加38%，脑卒中发病风险增加65%。入睡困难和睡眠维持障碍增加的心脑血管事件发生风险分别为27%和11%；每天减少1小时睡眠，2型糖尿病风险增加9%；每天增加1小时睡眠，2型糖尿病风险增加14%。

　　睡眠不规律与血脂异常直接相关。晚睡晚起增加30%的血脂异常患病率（早睡指22:00前睡觉，早起指7:00前起床），每日睡眠时间与TG/HDL-C水平呈"U"形波动；每天9小时睡眠者TG/HDL-C水平最低；持续的睡眠问题使TG水平升高且HDL-C水平下降。

　　短睡眠通过增加皮质醇水平和/或增加交感神经系统活动使得血脂水平升高；短睡眠还使瘦素和胃饥饿素水平升高，使得能量平衡、食欲、进餐的时间和时长等发生改变，进而导致血脂水平升高。长期昼夜生活不规律还会造成身体处于应激状态，强化身体的氧化应激水平，促进LDL和oxLDL水平的升高。长睡眠通常和较差的睡眠质量有关联，长睡眠者可能健康状况较差、体育活动水平较低、生活方式不健康，导致血脂异常；长睡眠还使体内能量减少，脂蛋白代谢相关的酶活性降低，导致血脂异常。

　　因此，要避免熬夜，规律作息。推荐睡眠时间是18～64岁人群每天保持7～9小时睡眠，65岁以上人群每天保持7～8小时睡眠。建议"118"健康睡眠理念，即"11点前睡觉，睡够8小时"；进行适当的午睡，但每天不超过45分钟。

49 什么是同型半胱氨酸

同型半胱氨酸（homocysteine，Hcy）是一种含硫氨基酸，为人体的必需氨基酸甲硫氨酸（蛋氨酸）代谢过程中产生的重要中间产物，参与体内蛋白质和核酸的甲基化修饰等重要生化过程。Hcy主要通过甲基化及转硫化两条途径转化去除。血液Hcy水平受参与甲硫氨酸代谢过程中的各种酶及辅因子如叶酸（维生素B_9）、维生素B_6、维生素B_{12}的影响。食物中的叶酸还原为5-甲基四氢叶酸，提供甲基给同型半胱氨酸，在甲硫氨酸合成酶的作用下生成甲硫氨酸。维生素B_{12}参与5-甲基四氢叶酸的再甲基化反应。甲硫氨酸在甲硫氨酸腺苷转移酶的作用下，被三磷酸腺苷激活形成S-腺苷甲硫氨酸，在甲基转移酶的作用下转变为S-腺苷同型半胱氨酸。Hcy在胱硫醚β-合成酶（含维生素B_6辅基）的作用下转化为胱硫醚，并进一步在胱硫醚γ-裂解酶作用下裂解为半胱氨酸和α-酮丁酸。Hcy再进入重新甲基化或转硫通路清除，任何一种酶或辅酶缺陷都会导致高同型半胱氨酸血症。

高同型半胱氨酸血症分为轻型（15～30 μmol/L）、中间型（31～100 μmol/L）和重型（>100 μmol/L）。一些非遗传性因素可导致高Hcy血症，如营养不良、长期素食导致的营养素缺乏（如叶酸、维生素B_6、维生素B_{12}、甜菜碱缺乏）、衰老、慢性胃肠疾病、肝病、肾病、恶性肿瘤、药物（如异烟肼、氨甲蝶呤）以及不良生活方式（如长期吸烟、酗酒等）。持续高Hcy血症可致血脂异常和心脑血管损害，从而导致较高的致残率和致死率。

高同型半胱氨酸血症是一类可治疗的代谢病，通过饮食、药物等综合干预，绝大多数预后较好。

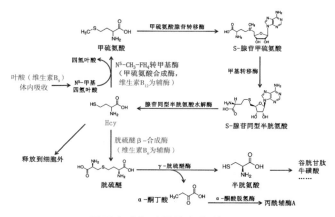

同型半胱氨酸的体内代谢途径

50 高Hcy为什么会增加高脂血症患者的动脉粥样硬化风险

　　高Hcy水平是高血压、动脉粥样硬化的独立危险因素。高Hcy产生内皮毒性作用，刺激血管平滑肌细胞增生，引起血栓形成以及脂类、糖类、蛋白质的代谢紊乱，参与动脉粥样硬化的进展。

　　高Hcy直接引起血脂异常，表现为高Hcy引起血清HDL-C水平降低和TG水平升高，还参与对血管的直接损伤过程。Hcy抑制参与HDL脂蛋白颗粒组装的酶，降低HDL-C水平；高同型半胱氨酸血症使磷脂酰乙醇胺甲基化合成磷脂酰胆碱的过程受到抑制，引起甘油三酯积累；Hcy诱导内质网应激，上调甾醇调节元件结合蛋白的表达，使胆固醇/甘油三酯生物合成和摄取相关基因的表达增加，引起肝脏胆固醇和甘油三酯的摄取及生物合成增加，增加总胆固醇和甘油三酯在细胞内的积累；Hcy升高导致血浆中oxLDL水平升高，同时还直接损伤血管内皮细胞，引起血管通透性增加，促使细胞内脂质堆积和泡沫细胞的形成，泡沫细胞堆积形成脂质条纹乃至脂质斑块，最终导致动脉粥样硬化。

　　高Hcy增加高脂血症患者的动脉粥样硬化风险已经有临床观察数据的支持。血清Hcy浓度和颈动脉中膜增厚与粥样斑块的发生率呈正比，Hcy浓度不断上升可促进弹性纤维的溶解和胶原纤维合成，改变血管壁中两种纤维的比例，最终造成动脉壁缺乏弹性。血清Hcy水平的上升伴随着颈动脉粥样硬化程度的加重，血液中Hcy每升高10 μmol/L，动脉内膜中层厚度增厚0.04 mm。血清Hcy水平与年龄正相关，与HDL水平负相关。

　　Hcy在机体的循环代谢需要叶酸、维生素B_6和维生素B_{12}的辅助作用，如果机体中叶酸、维生素B_6和维生素B_{12}缺乏，会使得机体中Hcy沉积。及时补充上述三种B族维生素，可以降低血液中Hcy水平、预防心脑血管疾病。

第四部分　高脂血症的预防

51 高脂血症能预防吗

　　血脂，尤其是其中的甘油三酯，受饮食及生活方式的影响十分明显。饮食治疗和生活方式改善是治疗血脂异常的基础性措施。良好的生活方式包括坚持平衡饮食、适度运动、远离烟草和保持正常体重等。具体措施包括：

　　（1）膳食控制：其原则是"四低一高"——低热量、低脂肪、低胆固醇、低糖、高纤维膳食。在满足每日必需营养的基础上控制总能量，建议每日摄入胆固醇小于300 mg（相当于1.5个蛋黄），摄入的脂肪不应超过总能量的30%。脂肪摄入应优先选择富含Omega-3多不饱和脂肪酸的食物，如深海鱼、鱼油、植物油。建议每日所摄入碳水化合物占总能量的50%～65%，碳水化合物以谷类和薯类为主。

　　（2）控制体重：肥胖是血脂代谢异常的重要危险因素。减少每日食物总能量（注意：机体可以把任何食物转变为脂肪），改善饮食结构，增加身体活动，维持健康体重（BMI 20.0～23.9 kg/m²），有利于血脂的控制。

　　（3）身体活动：建议每周5～7天、每次30分钟的中等强度运动。

　　（4）戒烟：完全戒烟和有效避免吸入"二手烟"可升高HDL-C水平，有利于预防ASCVD。

　　（5）限制饮酒：每天不超过15 g酒精。有研究表明，适量饮酒有助于升高HDL-C水平和扩张血管；但过量饮酒也可使高甘油三酯血症患者的TG水平进一步升高。

参考文献

中华医学会心血管病学分会，中国康复医学会心脏预防与康复专业委员会，中国老年学和老年医学会心脏专业委员会，等．中国心血管病一级预防指南［J］．中华心血管病杂志，2020，48（12）：1000-1038.

52 "中年降血脂，老来防痴呆"有道理吗

血脂健康管理越早开始，获益越大，并且降低LDL-C水平是血脂管理的首要目标。LDL-C水平降低与ASCVD及阿尔茨海默病等疾病的风险降低相关。

ASCVD发病风险随着年龄的增大而增大，但动脉粥样硬化病变在年轻时候就已经开始。18～30岁患者的LDL-C异常累积越久，ASCVD发病风险就越高，甚至高于老年人。而对于一部分家族性高胆固醇血症患者来说，则需要更早进行血脂管理。

此外，LDL-C是阿尔茨海默病等痴呆的风险因素。权威医学期刊《柳叶刀·老龄健康》有文章指出，中年时期（<65岁）LDL-C升高会增加老年时期阿尔茨海默病等痴呆的发病风险。65岁以前，LDL-C水平每增加1.01 mmol/L，后续10年内患痴呆的风险增加10%，10年后患痴呆的风险增加17%。值得注意的是，65岁以前LDL-C水平高于5.7 mmol/L的人群与LDL-C水平低于2.6 mmol/L的人群相比，在10年后被诊断出痴呆症的风险高出约60%。因此，痴呆风险至少与10年前中年时期（<65岁）的LDL-C水平有关，也就是说，中年可能是通过降低LDL-C水平来降低未来患痴呆风险的最佳时机。

《中国心血管病一级预防指南》（2020）也认为预防ASCVD的目标人群应是尚未发生心血管病临床事件的18岁及以上人群。2019年，美国心脏病学会（American College of Cardiology，ACC）、美国心脏协会（American Heart Association，AHA）颁布的《2019 ACC/AHA 心血管病一级预防指南》说明得更详细：对于年龄在40～75岁的人群，应进行ASCVD 10年风险评估；对于20～39岁人群，每4～6年应对传统ASCVD风险因素进行评估，然后实施个体化的预防性干预决策。由此可见，越早发现和治疗高脂血症，在预防重大心脑血管疾病和痴呆症方面可以越早获益，切勿拖延或抱有侥幸心理。

53 哪些人是血脂检查的重点对象

《中国血脂管理指南（2023年）》指出，血脂检查的重点对象应该包括：

（1）已有冠心病、脑血管病或周围动脉粥样硬化等的ASCVD病史者。

（2）有高血压、糖尿病、肥胖、吸烟等多种ASCVD风险因素者。

（3）有早发性心血管疾病家族史者（指男性一级直系亲属在55岁前或女性一级直系亲属在65岁前患缺血性心血管疾病）。

（4）有家族性高脂血症者。

（5）有皮肤或肌腱黄色瘤及跟腱增厚者。

为了及时发现血脂异常，《中国血脂管理指南（2023年）》建议：

（1）40岁以下成年人每2～5年进行1次血脂检测（包括检测TC、LDL-C、HDL-C和TG），40岁及以上成年人每年至少应进行1次。

（2）ASCVD高危人群应根据个体化防治的需求进行血脂检测，一般应每3～6个月测量1次血脂。

（3）在上述人群接受的血脂检测中，应至少包括1次Lp（a）的检测。

（4）血脂检测应列入小学、初中和高中体检的常规项目。

（5）家族性高胆固醇血症先证者的一级和二级亲属均应进行血脂筛查，增加FH的早期检出率。

此外，绝经期后女性也应作为血脂检测的重点对象，以便及时发现雌激素减少后可能引发的血脂异常。建议每年至少进行1次血脂检查。

成年人　　　中老年人　　　高危人群
至少5年1次　每年1次　　3～6个月1次

不同人群的血脂检查时间要求

54 血脂检查包括什么内容

　　血脂检查的内容主要有四项，包括TC、HDL-C、LDL-C和TG。其中，LDL-C、TC、TG水平的升高和HDL-C水平的降低都意味着ASCVD发病风险增加；另外，TG水平的严重增高还可能导致胰腺炎。HDL-C水平较高一般无临床不良指征，反而有利于降低ASCVD发病风险。

　　除常见的血脂四项外，血脂检查有时还会增加另外3项内容，包括载脂蛋白A1（Apo A1）、载脂蛋白B（Apo B）和脂蛋白a [Lp（a）]，也就是血脂七项。Apo A1主要存在于HDL-C中，在其他种类的脂蛋白中含量极少，因此血清Apo A1可以反映HDL-C水平，其临床意义也与HDL-C大体相似。Apo B主要存在于LDL-C中，且临床含义与LDL-C相似。Apo B可以分成Apo B100和Apo B48两种，参与运输内源性或外源性甘油三酯。Lp（a）升高会增加动脉粥样硬化和血栓形成的风险，其水平升高是ASCVD的一个独立危险因素。

　　无论是血脂四项还是血脂七项，都是评估心脑血管疾病风险的重要手段。血脂四项和血脂七项的区别在于，血脂七项检查更为全面，更有利于准确判断血脂异常的情况，但对于评估ASCVD发病风险，一般情况下只做血脂四项检查即可。

血脂检查应该注意什么

《中国血脂管理指南（2023年）》建议采取以下措施减少血脂检测结果的波动：

（1）采血前受试者处于稳定代谢状态，至少2周内保持日常饮食习惯并稳定体重。采血前摄入的茶、酒、咖啡、蔬菜及肉类以及吸烟等都会对检测结果有影响，甚至大量饮水都可影响检测结果。

（2）采血前受试者24小时内不进行剧烈身体活动。

（3）采血前受试者禁食8～12小时（非空腹血脂测定除外），8小时内不饮水。

（4）用静脉血作为血脂测定样品，抽血前受试者坐位休息至少5分钟，除特殊情况外，受试者取坐位接受抽血（坐位的血脂水平高于卧位）。剧烈运动及情绪反应、妇女的生理周期及妊娠状态，都可以在一定程度上影响血脂水平。

（5）静脉穿刺时止血带使用不超过1分钟。

（6）血液样品保持密封，避免震荡。

（7）用血清作为血脂分析样品，血液标本在1～2小时内离心，分离血清（含促凝剂采血管内的样品可在更短时间内离心）。

（8）及时分析血清样品，尽量避免样品存放；若必须储存，须保持样品密封，短期（3天内）可存于4℃，长期须存于−70℃以下。

56 如何正确解读血脂检查报告

不少人进行血脂检查后，只关注检验报告上是否有"↑"或"↓"的箭头指示，如果没有，就认为自己的血脂很健康，其实这样解读血脂检验的结果是片面的。对于血脂是否超标，首先要正确认识检验单上的"标"，也就是"参考范围"代表着什么。细心的人可能已经发现，去不同医院进行血脂检查，检验报告上的参考范围是不一样的。例如，TC这一项，有些医院参考范围上限是5.2 mmol/L，有些是5.7 mmol/L，有些则是6.2 mmol/L。这是由于不同医院定义血脂异常的严格程度不一样。根据《中国血脂管理指南（2023年）》的标准，TC水平小于5.2 mmol/L属于合适水平，TC水平介于5.2～6.2 mmol/L属于边缘升高，TC水平大于6.2 mmol/L则可诊断为高总胆固醇血症。总胆固醇参考范围上限是5.2 mmol/L还是6.2 mmol/L，取决于医院是否把边缘升高的情况归类为血脂异常。部分医院把轻度边缘升高归为正常，较严重的边缘升高归为血脂异常，把边缘升高范围的中间值5.7 mmol/L定为总胆固醇参考范围的上限。因此，严格意义上说，TC小于5.2 mmol/L才算属于合适水平。

即使血脂检查报告中没有箭头提示，也可能存在患重大心血管事件的风险。每个人由于年龄、基础疾病的病史以及生活习惯不同，心脑血管疾病风险也不同。因此，不同人群的血脂控制目标水平也不一样。大部分医院的血脂化验单无法针对被检查人员的实际情况给出不同的诊断。例如，当血脂化验单上LDL-C水平小于3.4 mmol/L时，这一项就不会有箭头出现，这是根据正常人群的标准进行的判断。但是如果被检测的人年龄较大，有抽烟、糖尿病、脑卒中、冠心病史等情况，这个数值需要进一步降低才能达到预防心脑血管事件的要求。因此，即使血脂化验单上一个箭头也没有，仍需要由医生结合被检测者的实际情况来总体评估心脑血管事件的发生风险，进而确定血脂控制目标。

57 血脂异常的临床分类有哪些

目前高脂血症的分类有多种形式，其中，WHO建议根据脂蛋白纸上电泳及血脂测定将高脂血症分成 I 至 V 型。

I 型：电泳见乳糜微粒增高，血脂分析以TG水平明显增高为特点，TC水平正常或轻度增加。将血浆放置于4 ℃冰箱中过夜，可见血浆外观顶层出现"奶油样"，下层澄清。此类型在临床上较为罕见。

II 型又分 II a和 II b两种亚型。II a型：电泳见LDL增高，血脂分析仅见TC水平中度增高，而TG水平正常。血浆外观澄清或轻微浑浊。此类型临床常见。II b型：电泳见LDL和VLDL增高，血脂分析以TG及TC水平均中度增高为特点。血浆外观澄清或轻微浑浊。此类型在临床相当常见。

III 型：又称为异常 β –脂蛋白血症，电泳见宽 β 带，以CM残粒和VLDL残粒水平增高为主，血脂分析以TC与TG水平中度增高为特征，且两者升高的程度（以mg/dL为单位）大致相当；血浆外观浑浊，常可见模糊的"奶油样"顶层。此类型在临床上很少见。

IV 型：电泳见VLDL增高，血脂分析以TG水平中度增高为特点，TC水平正常或偏高。血浆外观可以澄清也可以浑浊，主要视血浆甘油三酯升高的程度而定，一般无"奶油样"顶层。

V 型：电泳见乳糜微粒及VLDL均增高，血脂分析除TG水平中度升高外，TC水平亦轻度升高。血浆外观有"奶油样"顶层，下层浑浊。

这个分型较详细，参照了电泳及血脂分析，有利于指导临床治疗，但也存在一定的局限，最明显的就是过于烦琐复杂。在目前的临床实践中，通常按下表对血脂异常进行简易的临床分型。

血脂异常简易临床分型

分型	TC	TG	HDL-C	相当于WHO表型
高胆固醇血症	增高	—	—	II a
高甘油三酯血症	—	增高	—	IV、I
混合型高脂血症	增高	增高	—	II b、III、IV、V
低高密度脂蛋白胆固醇血症	—	—	降低	—

58 发现自己有高血脂应该怎么办

当发现有高血脂时，首先需要评估ASCVD的风险程度和需要达到的降血脂目标，然后进行系统的血脂管理。参考《中国血脂管理指南（2023年）》，建议做到以下几点。

（1）学习有关血脂的知识，充分认识血脂异常带来的危害。根据自身血脂异常的分型和程度，结合自身的年龄、性别、基础疾病（如高血压、糖尿病、慢性肾病、心脑血管疾病病史等）及风险因素（抽烟、肥胖）等情况进行自我评估或在医生的指导下评估，确定ASCVD的风险分层。

（2）根据评估结果制订系统的治疗方案：进行生活方式的干预，根据血脂异常的程度、分型，以及性别、年龄、劳动程度、体重、体脂、内脏脂肪、基础疾病等调整饮食习惯。根据不同情况进行低脂、低胆固醇、低热量、低糖和富含膳食纤维的粗粮饮食，不吃夜宵。增加有规律的体力运动，每天走6 000步左右或进行有氧运动30分钟以上，或根据体力情况制定合适的运动量及活动方式。戒烟、限酒及不熬夜。积极治疗自身的基础疾病。

（3）对经过生活和运动方式干预无改善的低危、中危人群，以及高危、极高危和超高危的人群，建议在医生指导下使用降血脂药物治疗。例如，以TC和LDL-C升高为主的高脂血症患者使用他汀类药物；TG升高患者使用贝特类药物等。轻症者可服用中药或具有辅助降血脂功能的保健食品，降血脂的同时尽量减少药物带来的不良反应。

（4）定期复查血脂、肝肾功能等相关指标，监测血脂在干预后是否达标，有无不良反应。不能达到治疗目标的患者要在医生指导下联合用药。

（5）维持血脂在达标水平。血脂恢复正常后，仍然要长期坚持治疗，不能随意停药或滥用药物。

59 怎样根据ASCVD发病风险等级确定个体化血脂管理目标值

　　血脂异常尤其是TC和LDL-C升高的主要危害是增加ASCVD的发病风险。依照《中国血脂管理指南（2023年）》，可根据TC和LDL-C水平结合不同的危险因素对个体或群体的10年ASCVD发病风险进行评估，然后按照危险等级确定血脂管理目标值。若合并糖尿病，总体上应按更高一个风险等级进行血脂管理。

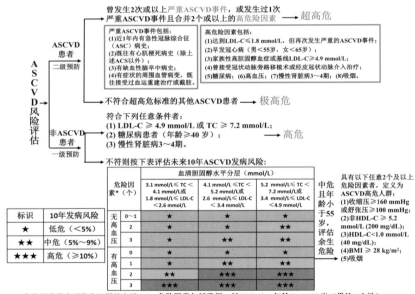

中国成人ASCVD总体发病风险评估流程

　　LDL-C是防治ASCVD的首要干预靶点，非HDL-C为次要干预靶点。不同ASCVD风险人群血脂管理LDL-C推荐目标值：①超高危：<1.4 mmol/L且较基线降低幅度>50%；②极高危：<1.8 mmol/L且较基线降低幅度>50%；③中危、高危：<2.6 mmol/L；④低危：<3.4 mmol/L。不同ASCVD风险人群血脂管理非HDL-C推荐目标值：小于相应LDL-C推荐目标值+0.8 mmol/L。

60 什么是心血管疾病的一级预防

心血管病的一级预防是指在心血管事件发生之前，通过控制吸烟、高血压、血脂异常和糖尿病等心血管病的主要危险因素，降低心血管临床事件发生风险的预防性干预过程。目前，我国心血管病的发病率和死亡率持续上升。虽然对一些不良生活方式和危险因素的防控有所加强，但距离健康中国的目标仍有较大差距，心血管病一级预防面临巨大挑战。

生活方式干预和危险因素防控是心血管病一级预防的核心与关键。《中国心血管病一级预防指南》（2020）指出，中老年人是管理与预防ASCVD方面的主要对象。首先需要进行心血管病风险评估，心血管病风险评估是心血管病一级预防决策的基础；其次依据总体风险评估和危险分层，再采取不同强度的干预措施，这是危险因素防控的核心策略。一级预防的主要措施包括：

（1）生活方式干预。养成健康的生活习惯，如控制体重、减少钠盐摄入量、戒烟、避免过度饮酒、增加体力活动和合理膳食等。

（2）血压监测与控制。对有0～2个危险因素的初发高血压患者，收缩压在120～139 mmHg和/或舒张压在80～89 mmHg，以生活方式干预为主，1级和2级高血压首先行生活方式干预，若1～3个月后血压未得到控制，则开始进行药物治疗；3级高血压应立即进行药物治疗。对于3个及以上危险因素或合并代谢综合征、靶器官损害（蛋白尿、左心室肥厚、视网膜病变Ⅲ～Ⅳ级）、肾功能不全或糖尿病的高血压患者，在积极改变生活方式的同时，应立即开始进行药物治疗。

（3）血脂监测与控制。血脂异常治疗的主要目的是防治ASCVD。首要干预靶点为LDL-C，非HDL-C可作为次要干预靶点。生活方式改变是血脂异常治疗的基础措施。

（4）血糖监测与控制。生活方式干预是2型糖尿病的基础治疗措施，应贯穿糖尿病治疗的始终。如果单纯生活方式干预不能使血糖达标，应开始进行药物治疗。

（5）低剂量阿司匹林治疗。指南建议某些人群服用阿司匹林（75～100 mg/d）进行ASCVD的一级预防。但长期使用阿司匹林，即使是低剂量，仍然存在严重不良反应的风险。

第五部分　高脂血症的非药物干预

61 什么是高脂血症的非药物干预，包括哪些方面

血脂调节的非药物干预是指通过合理饮食、适度运动、控制体重和戒烟限酒等措施改善血脂异常的一系列非药物依赖的方式。其主要手段包括：

（1）普及血脂健康知识。对血脂异常危害性的认识不足，是人们忽视血脂管理的关键原因；而对血脂调控的认识不足，往往导致人们滥用降血脂药物或采取不良饮食方式。普及血脂调节的科学知识，引导人们对健康饮食及作息的依从和坚持，是实现非药物调脂的核心驱动力。血脂调节知识包括：了解血脂中的各种胆固醇，高血脂水平引起的疾病风险与后果，如何阻止血脂升高及进行血脂管理等。

（2）倡导健康生活方式。血脂异常与心脑血管疾病的发生、发展密不可分，而血脂异常明显受饮食及生活方式的影响。《中国心血管病一级预防指南》建议，通过调整饮食、进行适度的身体活动、控制体重、戒烟和限制饮酒等非药物方式来预防ASCVD。美国心脏协会（AHA）也提出7个帮助实现心血管健康的原则，包括保持血压健康、控制胆固醇在健康水平、限制血糖水平、积极运动、摄入利于心脏健康的饮食、保持健康体重及戒烟。

（3）合理采用具有辅助降血脂功能的保健食品，也是非药物降血脂的方式之一，其相关活性物质可抑制脂质吸收或合成、增强脂质代谢。

参考文献

VIRANI S S, ALONSO A, APARICIO H J, et al. Heart disease and stroke statistics-2021 update: A report from the American Heart Association［J］. Circulation, 2021, 143（8）: e254-e743.

62 合理饮食在降血脂治疗中的地位如何

　　合理饮食是各种高脂血症治疗的基础，尤其是对原发性高脂血症患者。大量研究证明，合理饮食可以不同程度地调节TC和TG水平，并具有增强降血脂药物疗效、改善糖耐量、恢复胰岛功能和减轻肥胖者体重等多重作用。因此，国内外多部相关指南强调了合理饮食在血脂调节和心血管疾病预防中的重要性。《血脂异常基层诊疗指南（2019年）》提出，改变生活方式是改善血脂异常的重要手段，明确指出，健康的生活方式可降低所有年龄段人群的ASCVD发病风险，延缓年轻人群危险因素发展的进程，也是代谢综合征的一级预防治疗策略。任何年龄段，无论是否进行药物治疗，都必须坚持控制饮食和改善生活方式（Ⅰ类推荐，A级证据）。《中国心血管病一级预防指南》对ASCVD一级预防首先推荐健康生活方式，包括控制体重、合理饮食、适度运动和戒烟限酒等。

　　但是，在实际生活中，很多人会发现，饮食管理对降低TG水平的效果很明显，而对降低TC及LDL-C水平的作用不够明显，甚至即使是再加上运动，对TC和LDL-C水平的降低效果还是不明显。这是因为胆固醇主要（70%～80%）是由人体本身合成的，由饮食直接提供的只占很小一部分。

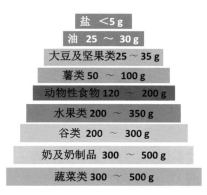

中国居民膳食"金字塔"

资料来源：中国营养学会.中国居民膳食指南（2022）[M].北京：人民卫生出版社，2022.

63 制订符合营养结构需求的饮食方案有什么原则

《中国居民膳食指南（2022）》提出了8条"膳食准则"。

（1）食物多样，合理搭配。坚持以谷类为主的平衡膳食模式，每天的膳食应包括谷薯类、蔬菜水果类、畜禽鱼蛋奶类、大豆坚果类。平均每天摄入12种以上食物，每周25种以上，合理搭配。每天摄入谷薯类食物200～300 g，其中包含全谷物和杂豆类50～150 g、薯类50～100 g。

（2）吃动平衡，健康体重。常用体质指数（body mass index, BMI）作为健康体重的判断标准，BMI的计算方法是用体重（kg）除以身高（m）的平方。我国健康成年人（18～64岁）的BMI应在18.5～23.9 kg/m^2，65岁以上老年人的适宜BMI略高（20～26.9 kg/m^2）。坚持食不过量和日常身体活动，每周至少进行5天中等强度身体活动，累计150分钟以上，如每天走6 000步，减少久坐时间。

（3）多吃蔬果、奶类、全谷、大豆。推荐每天摄入不少于300 g的新鲜蔬菜（深色蔬菜应占50%）、200～350 g的新鲜水果和相当于300 mL液态奶的奶制品，经常吃全谷物、大豆制品，适量吃坚果。

（4）适量吃鱼、禽、蛋、瘦肉。每周摄入鱼类300～500 g、畜禽肉300～500 g、蛋类300～350 g。蛋白质平均每天摄入总量为120～200 g，优选鱼、禽、鸡蛋（含蛋黄），少吃肥肉和烟熏腌制肉类。

（5）少盐少油，控糖限酒。成人每天摄入食盐不超过5 g，烹调油25～30 g，糖不超过50 g（最好25 g以下），反式脂肪酸不超过2 g；酒精摄入量每天不超过15 g；儿童及青少年、孕妇、哺乳期女性以及慢性病患者不应饮酒。

（6）规律进餐，足量饮水。两餐的间隔以4～6小时为宜，提倡足量饮水，每天饮水1 500～1 700 mL。推荐喝白水或茶水，少喝或不喝含糖饮料，不用饮料代替白水。

（7）会烹会选，会看标签。选择新鲜且营养丰富的食物；合理选择预包装食品；主张在家烹饪，不过度在外就餐。

（8）讲究卫生，提倡公筷、分餐。制备食物时生熟分开，熟食二次加热时要热透。珍惜食物，按需备餐。不食用野生动物。

哪些饮食方式的改变对调节血脂最有效

美国国立卫生研究院（National Institutes of Health, NIH）国家心肺血液研究所对降低LDL水平给出了几个简单有效的建议，坚持采用这些建议总体上可以使LDL水平降低20%～30%。

饮食改变、减重对LDL水平的影响

	改变方案	降低LDL水平的效果
饱和脂肪酸	减少至低于7%的总热量摄入	8%～10%
膳食胆固醇	减少至低于200 mg/d	3%～5%
可溶性纤维素	增加至5～10 g/d	3%～5%
植物甾醇和甾烷醇	增加至2 g/d	5%～15%
体重	肥胖者减重4.5 kg	5%～8%

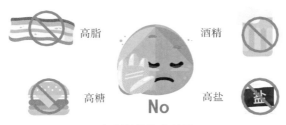

高脂　　酒精

高糖　　No　　高盐

高血脂的饮食禁忌

参考文献

U.S. DEPARTMENT OF HEALTH AND HUMAN SERVICES. Your guide to lowering your cholesterol with TLC [M]. New York: National Heart, Lung, and Blood Institute, 2005: 26-45.

65　什么是"药食同源"

　　"药食同源"指的是有些物质既是日常生活中的食物也是有一定疗效的药物，两者之间没有明确的界限。药食同源物质是指传统作为食品且列入《中华人民共和国药典》的物质。

　　《神农本草经》是已知最早的中药学著作，于秦汉时期完成，是中医四大经典著作之一。书中详尽记载了365种药物，其中50多种是食物，反映出古人早已认识到许多食物可以药用，许多药物也可以食用。随着对药物认识的积累，古人把药性大的归为药物，用于治病；而把药性较小的归为食物，发展出食疗。药物正确使用时疗效较为明显，但如果用药不当，则会有副作用；而药食同源物质的效果虽缓，但通过每天坚持食用，也会有一定的疗效，且副作用较少。这种认识与实践奠定了"药食同源"和"食物疗法"的基础。

　　除了古代文献及实践经验给"药食同源"提供支持外，现代医学也极大地发展了"药食同源"的理论与实践。突出的例子是维生素的发现与应用：食用动物肝脏补充维生素D，防治佝偻病；食用新鲜蔬菜、水果补充维生素C，防治坏血病；食用胡萝卜补充维生素A，防治眼疾。可以说，现代科学支持下的"药食同源"理论与实践，开创了人类健康事业的新纪元。

66 哪些食物有助于改善高血脂

很多食物有助于改善高血脂，常见的有如下9类。

（1）豆类。豆类富含可溶性纤维素，如黑豆、芸豆、豌豆、扁豆、鹰嘴豆等。同时，豆类需要更长的消化时间，可以提供更长时间的饱腹感。

（2）茄子、秋葵、芦笋和胡萝卜。这些蔬菜热量低，同时也是可溶性纤维素的良好来源。

（3）坚果。坚果类富含多不饱和脂肪酸，植物甾醇和甾烷醇的含量也相对较高。大量研究表明，适量食用杏仁、核桃、花生和其他坚果利于心脏健康。

（4）燕麦、大麦和其他全谷物。燕麦、大麦和其他全谷物富含可溶性纤维素，有助于降低患心脏病的风险。目前的营养指南建议每天摄入至少5～10 g的可溶性纤维素。例如，早餐吃一碗燕麦片，有利于降低胆固醇水平。

（5）植物油。烹调或用餐时，使用液体植物油，如橄榄油、菜籽油、葵花籽油、玉米油等代替动物油，可以减少饱和脂肪酸的摄入，有助于降低LDL-C。

（6）苹果、葡萄、草莓、柑橘类水果。这些水果富含果胶，有助于降低LDL-C水平。

（7）含甾醇和甾烷醇的食品。每天摄入2 g植物甾醇或甾烷醇可以降低约10%的LDL-C。植物油、坚果、全谷物、橙汁、麦片，以及一些膳食营养补充剂含有较丰富的植物甾醇或甾烷醇。

（8）纤维补充剂。通过膳食纤维粉、相关膳食营养补充剂获得可溶性纤维素是简单有效的方法之一。

（9）含具有调节血脂活性的物质的食物。例如，红曲富含对调节TC、LDL-C和TG水平有益的活性物质莫纳可林K，其结构与洛伐他汀一样。不同的是，洛伐他汀需要经人体产生的羟基酯酶水解变构后才能产生调节血脂的活性；而红曲提取物中天然存在莫纳可林K酸化衍生物，无须通过体内羟基酯酶水解即可直接发挥调节血脂的作用，减少肝肾负担，因此，其不良反应更小，在一些患者中比他汀类药物具有更好的耐受性。

67 哪些中草药具有降血脂功效

我国是中草药大国，具有丰富的中草药资源。研究显示，多种中草药可用于降血脂，如银杏叶、山楂、绞股蓝、决明子、丹参、葛根、荷叶、三七、枸杞子、菊花、黄芪、川芎、人参、何首乌等。

目前研究发现，中草药中具有降血脂活性的成分有皂苷类、黄酮类、蛋白质类、活性多糖、酚类、不饱和脂肪酸、生物碱类、萜类、蒽醌类等，通过抑制内源性脂质的合成、抑制外源性脂质的吸收、促进脂质的再分布及转运代谢、调控血脂相关基因的表达并纠正脂质代谢紊乱、改善胰岛素抵抗及抑制血小板聚集改善血流等作用，发挥降血脂功效。

参考文献

［1］张昭华，庞敏. 中医药降脂机制的研究探讨［J］. 中国医药指南，2019，17（5）：166-167.

［2］刘浩然，田育望. 中药降脂活性成分药理作用研究概述［J］. 湖南中医药导报，2002，8（12）：742-745.

吃鱼油可以降血脂吗

吃鱼油是否可以降血脂，与鱼油的活性成分纯度、服用的剂量及血脂类型有关。

高纯度鱼油的主要成分是Omega-3脂肪酸，Omega-3脂肪酸中包含的二十二碳六烯酸（docosahenaenoic acid，DHA）和二十碳五烯酸（eicosapentaenoic acid，EPA），被认为是调节血脂和降低心血管事件风险的活性成分。在38项EPA单成分或者EPA组合DHA的研究中，并没有都得出Omega-3脂肪酸可以有效降低主要心血管事件风险的一致结论。在这38项研究中，有些研究显示，Omega-3脂肪酸能降低主要心血管事件风险，但同时，过量服用Omega-3脂肪酸存在不可忽视的潜在风险。有报道指出，DHA在降低TG水平的同时会增高LDL-C水平。此外，大剂量鱼油可能增加房颤风险，其中EPA被认为是诱发房颤的风险因子。

服用剂量是影响Omega-3脂肪酸调节血脂效果的重要因素。临床研究采用的是高纯度、高剂量的活性成分，如EPA减少心血管事件的干预试验（REDUCE–IT）采用的是高纯度的EPA（4 g/d），而《血脂异常基层诊疗指南（2019年）》也明确指出，高纯度Omega-3 脂肪酸（2～4 g/d）才能有效降低血清TG水平，但一般鱼油类保健食品中的Omega-3脂肪酸剂量低，并可能含有饱和脂肪酸，降血脂作用不明确。

临床应用上，高纯度Omega-3脂肪酸仅被建议用于降TG水平。《血脂异常基层诊疗指南（2019年）》建议高纯度鱼油制剂用于治疗高甘油三酯血症，而使用鱼油降低由高胆固醇引起的高脂血症还需要更多的临床证据。《美国心脏病学会杂志》发布的关于持续性高甘油三酯血症患者降低心血管风险的临床指南也强调，可使用高剂量处方Omega-3脂肪酸而不是非处方剂量的鱼油帮助治疗高甘油三酯血症。

因此，高纯度鱼油制剂能降低TG水平，有效降低残余心血管风险；单独应用鱼油制剂或联合他汀类等药物能否降低心血管事件发生率仍存在争议。

参考文献

KHAN S U, LONE A N, KHAN M S, et al. Effect of omega-3 fatty acids on cardiovascular outcomes: A systematic review and meta-analysis［J］. eClinicalMedicine, 2021, 38：100997.

69 75岁以上的老人还需要降血脂吗

血脂健康管理需要及早进行，越早越有益，并且需要长期维持血脂在健康水平，这样更易于降低心血管事件风险。对于年长的人群，随着年龄增长及LDL-C水平增高，ASCVD发生率显著增高，其中70～100岁人群的发病率最高。

2020年《柳叶刀》发表的研究结果显示，高龄人群降血脂获益更多，这为高龄人群血脂管理常态化提供了重要的依据。研究显示，在高龄人群（≥75岁）中，随着LDL-C水平的降低，心血管不良事件的发生风险均可显著下降；并且随着年龄的增长，进行血脂健康管理的获益增加。在75岁及以上的患者中，LDL-C每下降1 mmol/L，心血管不良事件发生风险下降26%；而在年轻人中，LDL-C每下降1 mmol/L，心血管不良事件发生风险下降15%。

另外，血脂异常尤其是高水平LDL-C、高同型半胱氨酸不仅损伤心脑血管，还会引起老年期痴呆。

老年人保持戒烟、限酒、合理膳食、规律运动的良好生活方式，结合降血脂药物或具有辅助降血脂功能的保健食品，不仅可有效降血脂、降低心血管事件风险，还可改善学习记忆和认知功能。

参考文献

[1] MORTENSEN M B, NORDESTGAARD B G. Elevated LDL cholesterol and increased risk of myocardial infarction and atherosclerotic cardiovascular disease in individuals aged 70-100 years: a contemporary primary prevention cohort [J]. The Lancet, 2020, 396 (10263): 1644-1652.

[2] GENCER B, MARSTON N A, I M K, et al. Efficacy and safety of lowering LDL cholesterol in older patients: a systematic review and meta-analysis of randomised controlled trials [J]. The Lancet, 2020, 396 (10263): 1637-1643.

70 怎样运动最有利于血脂健康

运动分为有氧运动和无氧运动，其中，有氧运动为大肌肉群运动，消耗葡萄糖、腺苷三磷酸（adenosine triphosphate, ATP），动员脂肪，改善心肺功能。常见的有氧运动形式有行走、慢跑、游泳、爬楼梯、骑自行车、打球、跳舞、打太极拳等。无氧运动为特定肌肉的力量训练，如举重或100米跑，易致呼吸急促、乳酸生成增加、肌肉酸痛。因此，有氧运动比无氧运动更适于作为以调脂为目的的体育锻炼。

经常进行有氧运动可显著降低TG水平。有研究表明，持续至少12周的有氧体育锻炼，每周3～4次，每次平均持续40分钟，对TG水平有明显的降低作用。运动除了可能会增加血脂消耗，还可能与增加血浆中脂蛋白脂肪酶的活性有关。这种酶可以水解CM和VLDL中的TG，从而降低血浆TG水平。

有氧运动也有助于提高HDL-C水平并增强其功能。有氧运动可以增加巨噬细胞和肝脏ATP的结合，增加ATP结合盒转运蛋白A1（ATP-binding cassette transporter A1, ABCA1）的表达，促进HDL的形成，从而有助于提高HDL的水平。此外，ABCA1的表达增加可以促进胆固醇的逆向转运过程，即外周细胞内的胆固醇流入HDL颗粒并返回肝脏代谢的过程，从而促进脂质过氧化物如oxLDL的清除。高强度的运动对HDL水平的提升较为显著，如体重为70～110 kg的人每周慢跑30.9～33.0 km，峰值耗氧量为65%～80%，每周每公斤体重消耗96 kJ，为期至少6个月。《2017台湾高风险患者血脂管控指南》建议定期进行体育锻炼以降低TG水平并增加HDL-C水平（Ⅰ类推荐，A级证据）。

然而，运动对LDL-C水平的影响尚无定论。一些研究表明，单独进行有氧运动不会改变血浆中LDL-C水平，除非这段时间的体重也发生了变化。也有研究认为，运动可能抑制PCSK9的表达而促进LDL-C的清除。还有研究表明，运动对LDL-C水平没有影响，但可以减少Apo B的表达。因此，运动对LDL-C水平的影响仍有待进一步研究。

　　《健康中国行动（2019—2030年）》明确"生命在于运动，运动需要科学"。适当的有氧运动可以降低TG水平、升高HDL-C水平，有助于降低ASCVD的发病风险。

第六部分　高脂血症的药物干预

71 血脂异常需要长期治疗吗

血脂异常患者在接受治疗后一般在短期内其血脂就会有所改善，但仍需要坚持长时间的治疗，因为血脂异常的治疗目标不是简单地改善血脂，而是通过改善血脂减缓甚至逆转血管中的胆固醇沉积（斑块），从而降低ASCVD的发病风险。此外，血脂异常普遍受到遗传因素的影响，这种内在的促进血脂异常的风险很难通过短期干预而消除。因此，通过纠正血脂异常而降低各种心血管疾病风险及恢复身体脂代谢的健康稳态需要一个长期的干预过程。

血管内胆固醇的消除是一个动态过程，其消除速度很大程度取决于LDL-C的沉积速度和HDL-C对胆固醇的清除速度。因此，血脂异常患者需要接受多长时间的治疗，与患者血脂异常的病史（年龄）、治疗后LDL-C和HDL-C的再平衡以及坚持治疗的习惯等有很大关系。一般来说，不同年龄段的血脂异常人群，经治疗达到血脂目标水平后，建议坚持治疗的时长如下（T为周数，Y为年龄）：①<40岁：$T=Y\times1$（如35岁，约坚持8个月）；②40～60岁：$T=Y\times2$（如50岁，约坚持2年）；③>60岁：$T=Y\times3$（如70岁，约坚持4年）。

血脂异常患者在坚持有效治疗一段时间后，是可以有条件地尝试停药的。这些条件包括：①在逐步减少药物剂量的过程中，血脂水平平稳且达标；②继续坚持通过健康生活方式进行血脂管理，包括饮食调整和加强运动，以及适当摄入有助于维持血脂健康的膳食营养补充剂；③定期进行血脂检测，以便及时了解停药后血脂是否保持平稳。已经长期服用降血脂药物的患者，或具有ASCVD高风险和极高风险的人群，需要经临床医生评估是否可以停药，切不可擅自停药。

必须强调的是，根据临床研究，对大多数人来说，血脂管理需要长期坚持。停止干预之后，往往引起血脂水平再次升高。

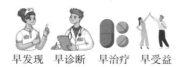

早发现 早诊断 早治疗 早受益

血脂健康管理"四早"

血脂异常一定要吃药吗

血脂异常是否需要吃药与血脂异常的类型、程度和成因有关。

如果是由于过度饮食而引起的单纯轻度的TG水平升高，一般情况下通过改善饮食、增加运动、调整生活作息等方式可以得到有效的改善。TG水平严重升高者（≥5.65 mmol/L）应及时采取药物治疗，常用贝特类药物如非诺贝特进行治疗。而如果是先天基因缺陷导致的TG代谢异常而引起的TG水平升高（如家族性高甘油三酯血症），也必须通过药物进行控制。

如果是胆固醇边缘升高者（3.40～4.89 mmol/L），可先尝试通过改善饮食、增加运动或者摄取具有辅助降血脂功能的保健食品进行血脂控制，但由于血浆中的胆固醇主要来源于自身肝脏的合成，因此，饮食等调整对TC水平的影响有限。如通过一段时间（如3个月）的生活方式改变也无法有效控制TC水平，就需要服用药物，最常用的降胆固醇药物是他汀类药物，如瑞舒伐他汀、阿托伐他汀等。需要注意的是，在服用药物的同时，也需要结合饮食和运动来辅助控制血脂。

参考文献

颜光美. 药理学［M］. 3版. 北京：高等教育出版社，2018：212-221.

73 常用的降血脂药物有哪些

临床上常用的降血脂药物包括他汀类、贝特类等九大类，需要根据血脂异常的情况及药物的特点来选择使用。

（1）他汀类药物：如洛伐他汀、阿托伐他汀、瑞舒伐他汀等。其中，瑞舒伐他汀降血脂的效果最强、安全性最高。他汀类药物是治疗高胆固醇血症和混合型高脂血症的首选药物，但长期服用时应注意其肝功能损害、新发糖尿病和肌痛等三大不良反应。

（2）贝特类药物：目前，临床常用的是非诺贝特、吉非贝齐和苯扎贝特等。贝特类药物降TG水平效果最佳，单纯TG高的人群可选用该类药物。

（3）烟酸类药物：烟酸、阿昔莫司等。此类药是升高HDL-C水平效果最好的药物，在HDL-C水平降低或合并TG水平增高时尤为适用。

（4）胆酸螯合剂：如考来烯胺、考来替泊。该类药临床上主要用于TC高的人群。因其影响维生素的代谢及干扰其他药物的吸收，所以目前应用相对较少。

（5）胆固醇吸收抑制剂：如依折麦布。依折麦布是唯一的肠道胆固醇吸收抑制剂，是二线治疗药物。服用他汀类药物之后，若降TC水平的效果不理想，则可与依折麦布联合使用。

（6）抗氧化类药物：如普罗布考。普罗布考具有抗动脉粥样硬化的作用，适用于高胆固醇、家族性高脂血症者。

（7）新型的强效降血脂药物——PCSK9抑制剂：对比他汀类药物，PCSK9抑制剂的降血脂效果更强。对于重度高脂血症患者、家族性高脂血症患者、他汀类药物无法耐受的人群，PCSK9抑制剂是一种替代选择。

（8）Omega-3脂肪酸制剂：如深海鱼油。EPA、DHA是深海鱼油的主要成分，有促进肠道排泄TG的作用，对TC和LDL-C无影响。只有高纯度的鱼油制剂才能有效降低TG水平。

（9）中药制剂：如"血脂康""脂必妥"等。这类药降血脂的有效成分是红曲，因红曲含有"天然洛伐他汀"成分即莫纳可林K。

74 降血脂药为什么首选他汀类药物

　　他汀类降血脂药是日本科学家远藤章教授首先发现的。1976年，他在真菌研究中发现了第一个他汀类降血脂药物——美伐他汀，其被认定为HMG-CoA还原酶的竞争性抑制剂。实验证明，美伐他汀可显著降低TC水平。1987年，美国食品药品监督管理局（FDA）批准了默克公司研制的洛伐他汀上市。20世纪90年代，他汀类降血脂药成为医学界的热门话题。10多次大规模临床试验的结果表明，他汀类降血脂药有效降低了TC及LDL-C水平，也降低了冠状动脉疾病的发生率及总体死亡率。

　　目前，世界各国相关指南都推荐他汀类降血脂药为血脂异常的首选治疗药物。其理由为：①他汀类降血脂药降TC效果最显著。其抑制肝脏细胞HMG-CoA还原酶的活性，抑制肝脏合成胆固醇，有效降低TC和LDL-C水平，并在一定程度上降低TG水平，升高HDL-C水平，被称为广谱的降血脂药。②他汀类降血脂药具有重要的抗炎、稳定斑块的作用。可预防血管内皮受损、动脉粥样硬化、斑块脱落，以及预防脑梗死与心肌梗死等疾病的发生。③大规模数据表明，他汀类降血脂药的不良反应总体发生率较低，且不良反应较轻。绝大多数人对他汀类降血脂药的耐受性良好，其不良反应多见于接受长期大剂量他汀类药物治疗者。因此，建议中、重度高脂血症人群，尤其是伴有ASCVD极高危人群，应长期服用他汀类降血脂药。若发现有明显的不良反应，则要果断停药、换药。

75 他汀类降血脂药的不良反应有哪些

大规模的临床应用发现，他汀类降血脂药主要存在以下三大不良反应。

（1）肌痛。肌痛是他汀类药物最常见的不良反应。他汀类药物的相关肌肉并发症包括肌痛、肌炎、肌病以及横纹肌溶解，大量的观察性研究结果显示，其发生率为5%～10%。横纹肌溶解症是他汀类药物最严重的不良反应，可引起急性肾衰竭而危及生命，尽管发生率不足1‰，但因病情严重，应高度重视。引起他汀类药物的相关肌病的最常见危险因素包括甲状腺功能减退、多药联用和酗酒。出现肌痛时，应立即停药和及时就医。

（2）肝功能受损。在接受他汀类药物治疗的患者中，转氨酶水平持续升高的发生率为0.5%～3%，药物服用的剂量越大，发生肝损伤的风险越高。该不良反应通常发生在开始治疗的前3个月内，相关指南建议，服用他汀类药物1～3个月后必须检查肝功能，而失代偿性肝硬化及急性肝功能衰竭是他汀类药物的应用禁忌证。不同他汀类药物在肝毒性率方面似乎没有显著差异。

（3）增加新发糖尿病的危险。他汀类药物已被证明会增加糖尿病的风险，因为它们会破坏胰岛素信号通路，影响胰岛β细胞功能，促进胰岛素抵抗的发生，发生率为9%～12%，老年患者风险更高。因此，伴有高血糖的人群应在医生指导下服用他汀类药物，并定期监测血糖。

除上述不良反应外，还需要警惕停药反弹。他汀类药物停用后容易出现胆固醇水平反弹，导致停药后胆固醇水平比服药前更高。若对此置之不理的话，可造成动脉粥样硬化加速、心脑血管疾病风险剧增。因他汀类药物不耐受而停药的患者，应及时监测血脂，并通过其他方式控制血脂。此外，有病例报道，他汀类药物与周围神经病变、情绪不稳定、易怒有关。

尽管他汀类药物有诸多不良反应风险，但总体上对于他汀类药物服用人群来说是利大于弊。他汀类药物不可随意停药，特别是需要通过严格控制血脂进行心脑血管疾病二级预防的人群。但对于用药，我们一定要有辩证思维，不要走入另一个极端，那就是不管碰到什么情况都不停药。由于用药人群的个体差异，他汀类药物在某些情况下是需要停用的。

76　对他汀类降血脂药不耐受怎么办

他汀不耐受是指因为他汀类降血脂药物的不良反应而需要停用他汀类药物治疗的状态。他汀不耐受的确认，一般应同时符合以下四个条件：

（1）评估两种以上他汀类药物的耐受性，一种使用最低起始剂量，另一种为任何剂量。

（2）使用他汀类药物治疗后出现不适或者检验结果异常。

（3）停用他汀类药物后不良反应消失，再次使用他汀类药物时又出现。

（4）排除其他可能的原因。

据《欧洲心脏杂志》报道，由Maciej Banach组成的90位专家，代表50多个国家的学会和研究团体，对全球176项研究400万例研究对象的他汀不耐受率进行了荟萃分析，发现他汀不耐受率为9.1%，并找到了一些与他汀不耐受显著相关的因素，包括：

（1）服用高剂量他汀类药物。

（2）年龄≥65岁，女性，亚裔和非裔的患者。

（3）伴有其他疾病，如肥胖、糖尿病、甲状腺功能减退、肝病、肾功能损害。

（4）与某些药物如钙离子通道阻滞剂、抗心律失常药物合用。

（5）生活习惯：饮用大量西柚汁、饮酒或剧烈运动。

（6）害怕不良反应的心理因素（建议服用他汀类药物的患者，要对药物的不良反应有正确的认识，避免过度忧虑）。

他汀不耐受发生时，可以使用其他降血脂药物，比如贝特类、烟酸类、抑制胆固醇吸收类、抗氧化剂类和多不饱和脂肪酸类药物，或PCSK9抑制剂；也可以联合用药；或者在使用胆固醇吸收抑制剂的同时联合使用具有辅助降血脂功能的保健食品等。

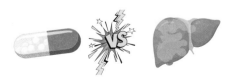

要时刻关注他汀类药物的不良反应，及时调整

77　他汀类降血脂药有哪些药物联用禁忌，使用中应该注意什么

　　除普伐他汀以外，其他他汀类药物主要是通过肝脏细胞色素P450代谢酶系统中的CYP3A4和CYP2C9酶代谢。这两种酶也是其他许多药物的代谢酶，其代谢活性受多种药物影响，因此，他汀类药物与经同一途径代谢的其他药物同时使用就会相互影响，导致肝脏对他汀类药物代谢减慢，引起血液中药物浓度升高而增加产生不良反应的风险。因此，他汀类药物存在一些联合用药的禁忌，例如：不能和某些抗生素联用，如大环内酯类，包括红霉素和克拉霉素及抗结核药利福定；不能与某些抗真菌类药物联用，包括酮康唑、伊曲康唑、氟康唑、伏立康唑、泊沙康唑；不能与某些降血脂药联用，如贝特类药物，贝特类药物与他汀类药物联用会大大增加横纹肌溶解的风险；不能与某些免疫抑制剂联用，如环孢霉素；不能与某些抗心律失常或降压药物同时使用，如胺碘酮、氨氯地平、维拉帕米、地尔硫䓬等。

　　需要注意的是，当两种存在联用禁忌的药物须进行联合使用时，可采用错开服用时间（如间隔12小时）的方式，这样两种药物的浓度不会同时达到高峰，可减少不良反应的发生；或调整联用时的药物剂量，例如，他汀类药物和烟酸的联合使用，一般来说是禁忌的，但临床发现小剂量的烟酸和他汀类药物联用可以达到很好的效果，不仅可以降低LDL-C水平，还可以升高HDL-C水平。他汀类药物与其他药物联用应谨遵医嘱。

　　除了注意药物联用禁忌，服用他汀类降血脂药还应注意以下事项：

　　（1）注意用药时间。半衰期短的他汀类药物应该在睡前服用，半衰期长的他汀类药物如阿托伐他汀和瑞舒伐他汀，可以在一天的任何时间服用。

　　（2）注意用药剂量。服用10～20 mg他汀类药物一般不会引起转氨酶和肌酸激酶升高，但是剂量在40～80 mg时，就可能发生肝损害和横纹肌溶解。

　　（3）注意不吃西柚或西柚制品。西柚中的呋喃香豆素会抑制肝脏中分解药物的代谢酶，从而导致他汀类药物血药浓度倍增，引起他汀类药物的毒副作用。

　　（4）注意肝功能变化，如果服药后转氨酶升高明显，要立即停药。

　　（5）注意是否有肌痛。如果服药后，肌痛明显，血液生化指标肌酸激酶值明显增高，要立即停药。

　　（6）注意血糖的变化。少数人服用他汀类药物后，有增加新发糖尿病的风险，因此，要定期测定血糖水平。

　　（7）服药的同时结合生活方式干预，如增加运动、控制饮食。

78 降胆固醇药物PCSK9抑制剂有哪些种类

前蛋白转化酶枯草杆菌蛋白酶/kexin 9型（PCSK9）是一种主要由肝脏合成、分泌的丝氨酸蛋白酶，主要通过结合肝细胞表面的LDL-R，促进LDL-R的内吞降解，从而降低LDL-C的清除率，使得LDL-C水平升高。而PCSK9抑制剂可以拮抗PCSK9的作用，抑制肝细胞LDL-R的内吞降解，达到促进LDL-C清除的作用。

PCSK9抑制剂按其作用机理主要分为以下几种：①使用单克隆抗体、附着蛋白或PCSK9/LDL-R结合位点模拟肽或小分子阻断PCSK9与LDL-R的结合；②使用基于CRISPR/Cas9的基因组编辑技术、反义寡核苷酸或siRNA抑制体内PCSK9的合成和表达；③干扰PCSK9蛋白在内质网自催化成熟过程，减少PCSK9的分泌；④提高血浆PCSK9的清除率。

目前已上市的PCSK9抑制剂见下表。

已上市的PCSK9抑制剂

药物	类型	适应证	机理
阿利西尤单抗 Alirocumab	单克隆抗体	成人ASCVD患者心血管事件预防，成人原发性高胆固醇血症和混合型血脂异常	与PCSK9蛋白结合，阻断PCSK9与LDL-R的结合，减少LDL-R的降解
依洛尤单抗 Evolocumab	单克隆抗体	成人ASCVD患者和10岁及以上杂合性家族性高胆固醇血症患者的降LDL-C治疗	与PCSK9蛋白结合，阻断PCSK9与LDL-R的结合，减少LDL-R的降解
英克西兰 Inclisiran	核酸药物/siRNA	成人原发性高胆固醇血症或混合型血脂异常	抑制肝脏PCSK9的mRNA表达，减少PCSK9蛋白的合成与分泌，进而降低其血浆浓度

79 单纯甘油三酯高应该怎样进行药物治疗

空腹状态下TG的正常范围为不超过1.7 mmol/L。TG≥1.7且TG<2.3 mmol/L被认为是边缘升高；TG≥2.3 mmol/L而不伴有其他类型的血脂异常即可定义为高甘油三酯血症，伴有其他类型的血脂异常则为混合型高脂血症。

单纯TG水平的轻度升高首先推荐通过调整生活方式进行干预：

（1）严格控制饮食，少吃高脂食物及动物内脏。

（2）加强运动，每周进行5～7天的运动。每天进行30分钟以上中等强度的运动，如慢跑、爬山、游泳、球类运动等。

（3）戒烟、限酒。酒精可以激活脂肪组织中的脂肪酶，分解脂肪，释放游离脂肪酸进入血液，增加TG的合成原料，从而升高TG水平。

（4）调整作息，不熬夜，保证睡眠时间和质量。

TG水平严重升高（≥5.65 mmol/L）的患者和通过以上生活干预措施仍然不能有效控制TG水平的患者，应及时就医进行药物干预。可用于降低TG水平的常用药物包括三类：他汀类（洛伐他汀、辛伐他汀、阿托伐他汀、瑞舒伐他汀、普伐他汀）、贝特类（非诺贝特、苯扎贝特）、烟酸类（烟酸、阿昔莫司）。在使用他汀类药物和贝特类药物时要注意其不良反应，尤其是在两类药物联合使用时不良反应会变得多发而且严重。使用他汀类药物和贝特类药物时，要严密观察肌肉和肝功能的状况。

参考文献

颜光美．药理学［M］．3版．北京：高等教育出版社，2018：212-221.

80 如何提高高密度脂蛋白胆固醇水平

　　HDL-C承担着"胆固醇清道夫"的工作，因此又被称为"好胆固醇"。各组织细胞如血管内皮细胞和巨噬细胞中过多的胆固醇可经由HDL转运到肝脏进行代谢，以胆汁酸的形式随胆汁排出体外。血浆中HDL-C含量的高低与心脑血管疾病的发生呈负相关，它主要通过促进胆固醇逆向转运、抗氧化、抗炎等机制来发挥抗动脉粥样硬化的作用。当血浆中HDL-C水平低于1.0 mmol/L，可定义为低高密度脂蛋白胆固醇血症。

　　以下方式有助于提高HDL-C水平：

　　（1）适度运动。长期坚持有氧运动，如每天慢跑4～5 km。

　　（2）控制体重。超重或肥胖与HDL-C水平降低密切相关，控制体重有助于提高HDL-C水平。

　　（3）严格限酒。适度饮酒对升高HDL-C水平有积极作用，对于有饮酒习惯的人群，建议每天摄入不超过15 g酒精。

　　（4）戒烟。吸烟可以抑制HDL-C的生物合成，从而降低HDL-C水平；还可以引起HDL-C的氧化修饰，以及HDL-C转运胆固醇的能力下降。因此，吸烟对HDL-C的水平和功能都有抑制作用。

　　（5）饮食调整。长期过多摄入富含饱和脂肪的食物（如猪油、黄油、奶油、动物内脏等）会降低HDL-C水平，并提高TG和LDL-C水平。

　　（6）适当补充烟酸。烟酸（维生素B_3）为目前升高HDL-C水平较为有效的药物，适当补充烟酸可将HDL-C水平提高15%～35%。烟酸缓释片常用量为每次1～2 g，每天1次，建议从小剂量即每天0.375～0.500 g开始。烟酸的副作用包括面部潮红、胃肠道烧灼感、上消化道不适、肝功能受损、血糖升高和血尿酸增高。患有肝病、痛风、糖尿病和溃疡病的人慎用。烟酸能增强抗高血压药物的血管舒张作用，有引起直立性低血压的风险。在服药过程中，应定期复查肝功能、血糖和尿酸，出现异常时，应减少剂量或及时停药。

（7）服用他汀类和贝特类药物。他汀类药物可升高HDL-C的幅度一般为5%～15%，而贝特类药物可升高HDL-C的幅度一般为10%～20%。

尽管生活方式的改变对HDL-C水平升高起着重要作用，但一般起效较缓，很多低高密度脂蛋白胆固醇血症患者和心脑血管疾病高风险患者需要通过药物或具有辅助降血脂功能的保健食品来提高HDL-C水平。

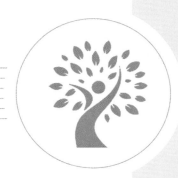

第七部分　高脂血症的并发症及外科干预

81 高脂血症有哪些常见的并发症

　　并发症是一个临床医学概念，是指一种疾病在发展过程中引起另一种疾病或症状的发生，后者即为前者的并发症。高脂血症导致动脉粥样硬化性病变，发展至全身各个脏器动脉狭窄、缺血缺氧，从而引起各种并发症。这是一个缓慢的病理过程，大多数人在早期往往没有任何不适，而是在体检或者出现并发症就医时才发现异常。那么，高脂血症有哪些常见的并发症呢？

　　高脂血症容易引起血脂在血管内沉积并发展为动脉粥样硬化，可导致包括心肌梗死（冠心病）、脑梗死（脑卒中）和老年性痴呆在内的200余种严重疾病。其临床表现主要取决于动脉腔狭窄的程度及受累器官缺血的状况。当冠状动脉粥样硬化时，可能引起冠心病（严重时心肌梗死）等；当脑动脉粥样硬化导致脑血管腔阻塞或粥样斑块脱落时，可引起脑梗死或造成脑血管破裂出血等；当肾动脉粥样硬化时，会导致肾性高血压甚至可发生肾衰竭；当血栓堵塞肺脏时，就会发生肺梗死，导致胸痛、咯血、呼吸困难等；当下肢动脉粥样硬化时，则会出现间歇性跛行等。

　　此外，由于脂肪的堆积，还会发生脂肪肝、黄色瘤、视网膜脂肪变性，从而导致失明，血液中TG水平过高还容易引发急性胰腺炎等。高脂血症还会导致胰岛 β 细胞出现脂毒性，抑制胰岛 β 细胞分泌胰岛素，从而导致糖耐量受损及糖尿病。

参考文献

诸骏仁，高润霖，赵水平，等．中国成人血脂异常防治指南（2016年修订版）[J]．中国循环杂志，2016，31（10）：937-953.

82 高脂血症并发症的外科干预有哪些常见方式

当高脂血症患者出现如冠心病或脑卒中等严重并发症时，有时需要进行外科干预。

目前，冠心病有几种不同的外科干预方案，如冠状动脉支架植入术、冠状动脉搭桥术、冠状动脉内膜切除术。行冠状动脉支架治疗时，医生先将细导管通过血管伸到动脉狭窄的部位，然后用一个可充气的胶皮气球将狭窄部位撑开，最后将动脉支架撑在已被扩张的动脉狭窄处，防止其回缩，退出所有的导管后，动脉支架就留在了已经被扩张的动脉狭窄处。冠状动脉搭桥术是取患者本身的血管（如胸廓内动脉、下肢的大隐静脉等）或者血管替代品，将狭窄冠状动脉的远端和主动脉连接起来，让血液绕过狭窄的部分，到达缺血的部位，改善心肌血液供应。冠状动脉内膜切除术常用于右冠状动脉远端包括分支近端的完全闭塞；也用于前降支，即当靶血管完全闭塞，致血管桥与该段冠状动脉吻合有困难时。

脑卒中分为缺血性脑卒中和出血性脑卒中两种，其治疗方式也不同。目前，急性缺血性脑卒中最有效的治疗方法是在时间窗内给予血管再通治疗，包括使用重组组织型纤溶酶原激活剂进行静脉溶栓和机械取栓，救治成功率与发病时间密切相关。针对这类患者的药物治疗也包括使用神经保护剂、抗凝、抗血小板聚集、抗颅内水肿、控制血压和血脂等。而对于出血性脑卒中，目前没有特效药，治疗包括内科治疗和外科治疗。早期除了一般治疗、止血，还需要进行血压、血糖管理，药物上可以使用神经保护剂。使用外科手术清除血肿、缓解颅内高压、解除机械压迫也是出血性脑卒中的重要治疗手段。

83 什么是血浆置换，其在降低血脂中有什么应用

血浆置换是一种清除体内中大分子物质的血液净化方式，即把患者的血液引到体外进行血浆和血细胞分离，弃掉含有致病物质的血浆，同时补充同等置换量的置换液；或将分离出来的血浆再通过过滤或吸附的方式除去其中的致病物质，以达到治疗疾病的目的。脂蛋白血浆置换就是通过血浆置换去除血浆中过多的富含胆固醇和甘油三酯的脂蛋白，达到降低血脂的目的。

经生活方式调整和降血脂药物干预依然未能将血脂控制至较理想的水平的高脂血症患者，多为家族性高胆固醇血症患者，可考虑脂蛋白血浆置换的治疗方式。此外，血浆置换也被用于高脂血症性急性胰腺炎患者的快速降血脂。

2021年6月2日，第89届欧洲动脉粥样硬化学会（European Atherosclerosis Society, EAS）大会发布了一项为期7年的注册研究，研究者对德国脂蛋白血浆置换注册研究中的2 000余例血脂异常患者进行了分析。结果发现，脂蛋白血浆置换治疗不仅可使LDL-C及Lp（a）水平降低近70%，还可显著降低2年内的心血管事件及非心血管事件发生率，且上述作用可在未来几年内持续保持。由此可见，脂蛋白血浆置换对于高危血脂异常患者是有效的治疗方法。

84　心血管外科手术后，病情得到缓解，还需要继续进行血脂管理吗

心血管外科手术后，病情得到缓解后不仅需要继续进行血脂管理，而且要更加严格管理。根据《中国血脂管理指南（2023年）》的10年心血管病危险分层评估，该部分人群仍然属于ASCVD发生的极高危或超高危人群。

原因很简单，虽然冠状动脉支架植入可以使严重狭窄的冠状动脉再通，恢复心肌正常供血，缓解了临床症状，然而，它并不能根除体内已经形成的动脉粥样硬化斑块所带来的潜在致命风险。事实上，术后的调脂治疗对防止各类心血管疾病的再发尤为重要。同理，虽然冠状动脉搭桥术是有效治疗冠心病的外科方法，它通过取一段自身的正常血管作为"桥梁"，使主动脉的血液通过移植血管顺利到达冠状动脉狭窄病变远端，恢复了缺血心肌的正常供血，但为了降低致命性心血管疾病的复发风险，术后的调脂治疗更是至关重要。

血脂异常是ASCVD的独立危险因素，它是一种慢性代谢异常，因此，血脂健康管理是一项长期工程。心血管疾病经外科手术（如冠状动脉搭桥术、冠状动脉支架植入术等）后，即使病情得到了缓解，即使患者没有高脂血症或在血脂治疗达标后，还应在医生指导下，制订长期的血脂管理计划，建立个体化综合防治策略，定期复查血脂，及时调整管理方案，使血脂长期保持在相应的达标水平。

85 心肌梗死、脑梗死发生后再吃降血脂药是否已经无济于事

　　心肌梗死、脑梗死发生后再吃降血脂药并非就无济于事了。

　　降血脂药除了在预防心脑血管疾病方面有重要作用外，在疾病全周期对改善病情都有贡献。实际上，心肌梗死、脑梗死患者实施严格的血脂管理，对预防疾病复发是非常必要的。这种必要性体现在如下几个方面：

　　（1）长期血脂异常升高本身就是心肌梗死、脑梗死的主要致病因素。高脂血症导致动脉粥样硬化、斑块形成、动脉血管腔堵塞或者斑块破裂，是诱发心肌梗死、脑梗死的基本病理过程，因此降血脂治疗就是对因治疗，必不可少。

　　（2）心肌梗死、脑梗死容易复发，且往往复发时更为严重，甚至致命。采用降血脂治疗，可以有效地减少复发。

　　（3）心肌梗死、脑梗死发生后，有些患者会进行介入治疗，安放支架，这时降低血脂水平也是必不可少的。

　　（4）心肌梗死、脑梗死发生后，由于心脏血流灌注受损，往往会影响患者的情绪或认知功能，降血脂治疗有助于控制认知障碍的进展。

参考文献

Christie M. Ballantyne. 临床血脂学［M］. 2版. 胡大一，译. 北京：北京大学医学出版社，2017.

86　如何诊断冠心病

　　冠心病指冠状动脉发生粥样硬化引起管腔狭窄或阻塞，导致心肌缺血缺氧或坏死而引起的心脏病，也称缺血性心脏病。

　　冠状动脉疾病的诊断在很大程度上取决于症状的性质。目前，有许多检测可以帮助诊断。在血液生化检查方面主要包括两类：

　　（1）冠心病高危因素的检查，如血脂检查，包括检查TG、TC、LDL、HDL、Hcy等；此外，还会检查血糖、尿常规和肝肾功能相关指标。

　　（2）损伤标志物的检查，如心肌酶谱，包括磷酸肌酸激酶及其同工酶、天冬氨酸转氨酶及其同工酶、乳酸脱氢酶及其同工酶；心肌损伤标志物包括肌红蛋白和肌钙蛋白。尤其是肌钙蛋白和肌酸激酶同工酶的定量测定，是目前诊断心肌损伤冠心病的重要指标。

　　在心血管检查方面，主要包括心电图、心电图负荷试验、核素心肌显像、血管超声、冠状动脉CT血管成像和冠状动脉造影等。

　　（1）心电图。心电图是冠心病诊断必不可少的首选检查手段。一般来说，如果有典型的冠心病临床症状，且心电图具有特征性改变，这种情况大部分可以通过心电图直接诊断为冠心病。

　　（2）心电图负荷试验。很多冠心病患者，尽管血管在扩张时最大储备能力已经明显下降，但是静息状态下冠状动脉血流量仍可维持正常。这种情况下心肌没有明显的缺血表现，常规心电图可以没有异常。通过运动或者药物试验方法给心脏以负荷，可以诱发心肌缺血，从而证实冠心病的存在。

　　（3）核素心肌显像。可以显示出缺血区域，明确缺血部位和范围。

　　（4）血管超声。帮助判断血管狭窄程度。

　　（5）冠状动脉CT血管成像。通过静脉注射造影剂并采用螺旋CT扫描，进行心脏冠状动脉成像，可以观察到冠状动脉的狭窄和钙化情况。

　　（6）冠状动脉造影。冠状动脉造影是目前诊断冠心病的"金标准"，可以明确诊断冠状动脉有无狭窄以及狭窄的部位、程度和范围；同时可进行左心室的造影，有助于评价心脏功能。

87 冠心病如何治疗

目前，冠心病有较多的治疗方案可供选择：

（1）改变生活方式。

（2）药物治疗。常用的处方药物有降胆固醇药物、受体阻滞剂、硝酸甘油、钙通道阻滞剂等。

（3）冠状动脉介入治疗，如血管成形术和冠状动脉支架植入术。

（4）冠状动脉搭桥术。

尽管冠心病有较多治疗方案可供选择，但强烈建议以预防为主，降低冠心病的危险因素。目前，降低其危险因素的方式主要包括健康饮食、适度运动、保持健康体重、不吸烟。如必要，则通过药物控制血压、血脂水平等。

参考文献

北京高血压防治协会，北京糖尿病防治协会，北京慢性病防治与健康教育研究会，等．基层心血管病综合管理实践指南2020［J］．中国医学前沿杂志（电子版），2020，12（8）：1-73．

88 脑卒中如何快速识别和急救

脑卒中的快速识别和及时急救对治疗效果具有决定性的影响。

出现以下任一症状时应考虑脑卒中的可能：①一侧肢体（伴或不伴面部）无力或麻木；②一侧面部麻木或口角歪斜；③说话不清或理解语言困难；④双眼向一侧凝视；⑤单眼或双眼视力丧失或模糊；⑥眩晕伴呕吐；⑦既往少见的严重头痛、呕吐；⑧意识障碍或抽搐。

虽然脑卒中可以通过一些技术进行诊断：神经系统检查（如美国国立卫生研究院卒中量表，National Institute of Helth Sroke Scale, NIHSS）、CT扫描（通常没有造影剂增强）或MRI扫描、多普勒超声和动脉造影，但目前仍然主要根据临床症状进行脑卒中的诊断。

2016年，我国专家提出了中国人群脑卒中快速识别工具"中风1-2-0"，即：

1看——1张脸不对称，口角歪斜；

2查——2只手臂，平行举起，单侧无力；

0——（聆）听语言，言语不清，表达困难。

如果有以上任何突发症状，立刻拨打急救电话"120"。

参考文献

[1] 中华医学会神经病学分会，中华医学会神经病学分会脑血管病学组，中国医学科学院北京协和医院神经科，等.中国急性缺血性脑卒中诊治指南2018[J].中华神经科杂志，2018，51（9）：666-682.

[2] 中国老年医学学会急诊医学分会，中华医学会急诊医学分会卒中学组，中国卒中学会急救医学分会.急性缺血性脑卒中急诊急救中国专家共识2018[J].中国卒中杂志，2018，13（9）：956-967.

脑卒中如何治疗

　　脑卒中分为缺血性脑卒中和出血性脑卒中两种，其治疗方式也不同。缺血性脑卒中有时还会发生"出血转化"，同时出现脑出血，给治疗带来困难。

　　目前，急性缺血性脑卒中最有效的治疗方法是在"黄金时间窗"内给予血管再通治疗，包括使用重组组织型纤溶酶原激活剂进行溶栓或机械取栓。"黄金时间窗内"这个前提很重要，研究表明最好是在急性发病后4.5小时内。需要注意的是，溶栓治疗有着严格的适应证和禁忌证，并非所有的脑卒中患者在时间窗内都可以进行溶栓治疗。实施溶栓治疗也有一定的风险，如可能引发脑出血，但及时治疗带来的益处会远远大于风险。医生会根据患者的具体病情进展来决定溶栓治疗、手术取栓或其他药物治疗。

　　而对于出血性脑卒中，患者越早到医院进行救治，发生二次出血的概率越低，预后就会越好。对于高血压脑出血的患者，如果出血量可控，可以通过药物进行保守治疗；在出血量达到一定程度使脑部受压并达到手术指征的情况下，需要考虑开颅减压和清除血肿。对于脑动脉瘤破裂致脑出血的患者，则需要手术进行动脉瘤夹闭和栓塞。对于动静脉畸形致脑出血的患者，则可能涉及畸形血管切除治疗、神经介入治疗、γ刀放射治疗等。

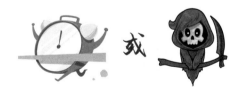

脑卒中的4.5小时"黄金时间窗"

参考文献

中国老年医学学会急诊医学分会，中华医学会急诊医学分会卒中学组，中国卒中学会急救医学分会. 急性缺血性脑卒中急诊急救中国专家共识2018［J］. 中国卒中杂志，2018，13（9）：956-967.

90 什么是小中风

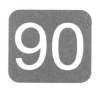

短暂性脑缺血发作（transient ischemic attack，TIA）也称为小中风（mini stroke），是脑、脊髓或视网膜局灶性缺血所致的、未发生急性脑梗死的短暂性神经功能障碍。

TIA患者症状与缺血性脑卒中（最常见的中风类型）早期的表现相似，有可能出现以下突发症状：①面部和手脚无力、麻木，甚至瘫痪，通常出现在身体一侧；②说话含糊不清或混乱，或难以理解他人；③单眼或双眼失明或出现重影；④眩晕、失去平衡或身体不协调。患者可能不止一次出现短暂性脑缺血发作，反复发作的症状可能相似或不同，具体取决于大脑缺血的区域。大约1/3的短暂性脑缺血发作患者最终会发生中风，其中大约1/2的患者在短暂性脑缺血发作后1年内发生。

TIA与缺血性脑卒中的起源相同。缺血性脑卒中时，血栓阻塞了大脑部分的血液供应。但与缺血性脑卒中不同的是，导致TIA的阻塞是短暂的。TIA发生的潜在原因通常是动脉或动脉分支中存在富含胆固醇的脂肪沉积，称为斑块（动脉粥样硬化）。斑块会减少动脉的血流量或导致血栓的形成。身体其他部位出现的血栓脱落并流向给大脑供血的动脉，也可能导致TIA。

虽然TIA会很快消退，暂时不会危及生命，但TIA是未来可能发生更严重中风的预警，应予以重视。经历过TIA的人群应尽早就医检查，同时积极调整生活习惯，特别是积极进行血脂管理，以降低未来发生中风的风险。

参考文献

国家卫生健康委员脑卒中防治工程委员会. 中国脑卒中防治指导规范［M］. 2版. 北京：人民出版社，2021.

第八部分　特殊人群的调脂方案

91 糖尿病患者的血脂异常应如何管理

糖尿病患者常伴随血脂异常的发生，特别是2型糖尿病患者，即使血糖得到较好的控制，依然容易发生血脂异常。流行病学研究估计，30%～60%的2型糖尿病患者同时患有血脂异常。

糖尿病合并血脂异常患者的血脂特点为TG水平升高、HDL-C水平降低、LDL-C水平升高或正常。有研究表明，这类患者不仅HDL-C水平降低，其抗炎和抗氧化的功能也受损。糖尿病合并血脂异常的本质是代谢综合征，血糖升高和血脂异常可以说是互为因果。血糖升高促进TG和LDL-C的合成，加剧脂质异常，而脂代谢异常也会进一步损伤机体的葡萄糖处理能力。

大量研究表明，降糖药物有助于降低这类患者的血脂，如二甲双胍可降低TG和LDL-C水平，GLP1类似物可降低空腹和餐后的TG水平，阿卡波糖可降低餐后的TG水平。但也有部分药物有相反的作用，如钠-葡萄糖协同转运蛋白2（sodium-dependent glucose transporters 2, SGLT2）抑制剂在轻度升高HDL-C的同时可轻度升高LDL-C水平。糖尿病合并血脂异常的患者在控制血糖的同时，也需要进行调脂治疗，以降低发生心血管事件的风险。在血脂管理上，应根据心血管疾病危险程度确定LDL-C目标水平。40岁及以上糖尿病患者血清LDL-C水平应控制在2.6 mmol/L以下，保持HDL-C水平目标值在1.0 mmol/L以上。糖尿病患者血脂异常的处理原则为按照ASCVD风险评估流程进行风险分层干预管理。根据血脂异常特点，首选他汀类药物治疗，若为高TG伴或不伴低HDL-C者，可联合应用他汀类药物与贝特类药物。在糖尿病动物模型上的最新研究证明，长期服用他汀类药物促进了糖尿病肾病的进展。因此，糖尿病合并血脂异常的患者在长期服用他汀类药物时需要定期检查肾功能。

参考文献

HUANG T S, WU T, WU Y D, et al. Long-term statins administration exacerbates diabetic nephropathy via ectopic fat deposition in diabetic mice [J]. Nature communications, 2023, 14（1）: 390.

92 高血压患者的血脂异常应如何治疗

从病理生理学机理看，长期血脂异常，尤其是LDL-C水平升高，必然会导致过度的血管硬化。血管硬化就会降低血管弹性，从而产生或加重高血压。

对于高血压合并血脂异常者，调脂治疗应根据不同危险程度确定调脂目标值。调脂治疗能够使多数高血压患者受益，特别是在减少冠心病事件方面可能更为突出。因此，《中国高血压防治指南（2018年修订版）》明确建议，对ASCVD风险中等风险以上的高血压患者，应立即启动降血脂治疗。心脏终点事件预防评估-3（Heart Outcomes Prevention Evaluation-3, HOPE-3）研究结果提示，对于中等风险的高血压患者，他汀类降血脂药物治疗显著降低总体人群的心血管事件；对于收缩压大于143.5 mmHg的亚组人群，他汀类降血脂药物与降压药联合应用，使心血管事件风险下降更为显著。

参考文献

[1]《中国高血压防治指南》修订委员会. 中国高血压防治指南2018年修订版[J]. 心脑血管病防治, 2019, 19（1）: 1-44.

[2] YUSUF S, BOSCH J, DAGENAIS G, et al. Cholesterol lowering in intermediate-risk persons without cardiovascular disease[J]. New England journal of medicine, 2016, 374（21）: 2021-2031.

93 代谢综合征人群的血脂异常应如何治疗

代谢综合征是脂质代谢紊乱与多重危险因素聚集的状态。诊断代谢综合征需要具备下面3项或以上条件：①高甘油三酯血症；②血浆HDL-C水平降低；③高血压；④高血糖；⑤中心型肥胖（腰围增大）。这些因素直接促进ASCVD的发生，也增加2型糖尿病的发病风险。有证据表明，代谢综合征患者是发生心血管疾病的高危人群。与非代谢综合征人群相比，其罹患心血管病和2型糖尿病的风险均显著增加。

目前，国际上对有关代谢综合征诊断指标中的高血糖、高血压及血脂异常的判断切点已基本达成共识。但是，作为代谢综合征的核心指标——肥胖，尤其是中心型肥胖的诊断标准各不相同。基于我国人群的研究证据所制定的代谢综合征诊断标准为具备以下3项或以上：①中心型肥胖和（或）腹型肥胖。男性腰围≥90 cm，女性腰围≥85 cm。②高血糖。空腹血糖≥6.10 mmol/L或糖负荷后2小时血糖≥7.80 mmol/L及（或）已确诊为糖尿病并治疗者。③高血压。血压≥130/85 mmHg及（或）已确诊为高血压并治疗者。④空腹血TG≥1.7 mmol/L。⑤空腹血HDL-C＜1.0 mmol/L。

代谢综合征的主要防治目标是预防ASCVD及2型糖尿病，已有ASCVD者要预防心血管事件再发。积极持久的生活方式干预是达到治疗目标的重要措施。原则上应先启动生活方式治疗，如果不能达到目标，则应针对各个组分采取相应药物治疗。代谢综合征中血脂代谢紊乱方面的治疗目标是LDL-C＜2.6 mmol/L、TG＜1.7 mmol/L、HDL-C≥1.0 mmol/L。

参考文献

Christie M. Ballantyne. 临床血脂学［M］. 2版. 胡大一，译. 北京：北京大学医学出版社，2017.

94 慢性肾脏病患者的血脂异常应如何处理

　　慢性肾脏病（chronic kidney disease, CKD）常伴随血脂代谢异常并促进ASCVD的发生。目前尚无临床研究对慢性肾脏疾病患者的LDL-C治疗目标进行探索。在可耐受的前提下，推荐慢性肾脏疾病患者接受他汀类降血脂药物治疗。治疗目标：轻、中度CKD者LDL-C＜2.6 mmol/L，非HDL-C＜3.4 mmol/L；重度CKD者、CKD合并高血压或糖尿病者LDL-C＜1.8 mmol/L，非HDL-C＜2.6 mmol/L。推荐中等强度他汀类药物治疗，必要时联合胆固醇吸收抑制剂。对于终末期肾病和血液透析患者，应仔细评估降胆固醇治疗的风险和获益，建议药物选择和LDL-C目标个体化。

　　慢性肾脏疾病患者是他汀类药物引起肌病的高危人群，尤其是在肾功能进行性减退或肾小球滤过率（GFR）＜30 mL/（min·1.73 m²）时，并且发病风险与他汀类药物剂量密切相关，故应避免大剂量应用。中等强度他汀类药物降LDL-C水平不能达标时，推荐联合应用依折麦布。贝特类药物可升高肌酐水平，对于中、重度CKD患者，与他汀类药物联用时可能增加其肌病风险。

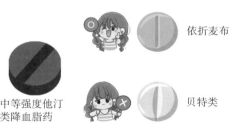

依折麦布

贝特类

中等强度他汀类降血脂药

*对于血脂和肾脏疾病病情复杂者，详遵医嘱

慢性肾脏疾病患者的降血脂治疗

参考文献

YAMASHITA S, HBUJO H, ARAI H, et al. Long-term probucol treatment prevents secondary cardiovascular events: a cohort study of patients with heterozygous familial hypercholesterolemia in Japan [J]. Journal of atherosclerosis and thrombosis, 2008, 15（6）: 292-303.

95 家族性高胆固醇血症患者的血脂异常应如何管理

家族性高胆固醇血症（familial hypercholesterolemia, FH）属常染色体显性遗传性胆固醇代谢障碍，发生机制主要是LDL-R的功能失去性遗传突变，少数是由于Apo B或PCSK9的功能突变产生，新近发现LDL-R调整蛋白基因突变也是FH发生的原因之一。FH突出的临床特征是血清LDL-C水平明显升高和早发冠心病（心肌梗死或心绞痛）。根据显性遗传特点，FH的临床表型分为纯合子型（HoFH）和杂合子型（HeFH），按TC水平甄别，HeFH的血清TC水平常大于8.5 mmol/L，而HoFH的血清TC水平常大于13.5 mmol/L。如果未经治疗，HeFH患者常常在年过40岁（男）或50岁（女）时罹患心血管疾病；而HoFH患者则多于幼童时期就发生严重的心血管疾病，其青年时期心血管疾病死亡率较非FH患者增高100倍以上。

FH治疗的最终目的是降低ASCVD发病风险，减少致死性和致残性心血管疾病发生。其治疗要点包括：首先，所有FH患者（包括HoFH患者和HeFH患者）均须采取全面的治疗性生活方式改变，包括饮食（减少脂肪和胆固醇摄入，全面均衡膳食）、运动和行为习惯（戒烟，减轻体重）。同时，强调防治其他危险因素，如高血压和糖尿病。其次，FH患者从青少年时期起即应开始长期坚持他汀类药物治疗，可显著降低ASCVD发病风险。降血脂治疗的目标水平与心血管疾病高危者相同。LDL-R低下的患者接受他汀类药物治疗后LDL-C水平降低25%，而无LDL-R的患者仅降低15%。事实上，FH患者常需要2种或更多种降血脂药物的联合治疗。心血管疾病极高危者，尤其是疾病处于进展中的患者，经联合降血脂药物治疗TC水平仍未达到目标水平的，可考虑接受脂蛋白血浆置换作为辅助治疗。

96 脑卒中患者的血脂异常应如何干预

对于非心源性缺血性脑卒中或短暂性脑缺血发作（TIA）患者，无论是否伴有其他动脉粥样硬化的证据，均推荐给予他汀类药物长期治疗，以减少脑卒中和心血管事件风险（Ⅰ类推荐，A级证据）。

研究表明，他汀类药物每降低1 mmol/L的LDL-C，可以降低21.1%的脑卒中发病风险和12%的复发风险，同时降低心肌梗死和心血管疾病死亡风险。在降血脂药物的联用方面，目前研究表明，对于合并脑卒中病史的急性冠状动脉综合征患者，在他汀类药物基础上联合胆固醇吸收抑制剂较单用他汀类药物，缺血性脑卒中再发风险显著降低了48%，所有类型脑卒中再发风险降低了40%。此外，PCSK9抑制剂也具有类似的效益，依洛尤单抗和阿利西尤单抗分别降低ASCVD患者25%和27%的脑卒中风险。对于出血性脑卒中，降血脂治疗的获益性受到挑战。一项以缺血性脑卒中患者为对象的研究中，80 mg阿托伐他汀治疗虽然显著降低致死或非致死性脑卒中风险（降低了16%），但轻度升高了出血性脑卒中的发生风险。然而总体来说，降低LDL-C的获益远大于潜在出血性脑卒中的危害。

脑卒中患者长期使用他汀类药物治疗总体上是获益的，但有脑出血病史的非心源性缺血性脑卒中或TIA患者应权衡风险和获益，在医生的评估和指导下合理使用降血脂药物。

参考文献

中国血脂管理指南修订联合专家委员会. 中国血脂管理指南（2023年）[J]. 中国循环杂志，2023，38（3）：237-271.

97 高龄老年人的血脂异常应如何管理

现有研究表明，高胆固醇血症合并心血管疾病或糖尿病的高龄老年患者可从调脂治疗中获益。老年人群多病共存和多重用药的情况非常普遍。我国超过40%的老年人同时患有两种及以上疾病，以高血压、糖尿病、冠心病、脑卒中、慢性呼吸系统疾病组合最为常见。因此，高胆固醇血症的老年人常需要同时服用治疗其他慢性疾病的药物。而服用多种药物会大大增加药物相互作用的机会，可能导致严重的药害事件，从而影响老年人药物治疗效果和生命质量。如降血压常用的氨氯地平、治疗高血压和心绞痛的地尔硫䓬及抗心律失常的胺碘酮等，和他汀类药物共同服用容易增加药物不良反应，因为这些药物都通过肝脏的CYP3A4代谢酶进行代谢。

国家药品监督管理局对老年人用药的基本原则进行了归纳：

（1）用药少：尽量减少用药种类，一般合用药物不超过4种。

（2）剂量小：用药剂量要适当减少，为年轻人的1/2～2/3。

（3）遵医嘱：应向医生询问用药的剂量、时间、疗程、注意事项等，记录下来并按医嘱服用。

（4）防不良反应：应特别注意身体的各种不适症状，如有需要，及时到医院就诊。

因此，高龄老年人在进行血脂管理时需要个体化，药物起始剂量不宜太大，应根据治疗效果调整降血脂药物的剂量，并严密监测肝肾功能和肌酸激酶。应每年检查1次肝肾功能，一旦发现肝肾功能损害，应遵医嘱进行药物调整和定期复查。因尚无高龄老年患者他汀类药物治疗靶目标的随机对照研究，对高龄老年人他汀类药物治疗的靶目标不做特别推荐。

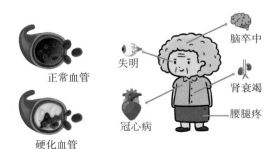

正常血管

硬化血管

脑卒中

失明

肾衰竭

腰腿疼

冠心病

高血脂水平对老年人的危害

98 儿童及青少年的血脂异常应如何干预

临床上发现，儿童及青少年血脂异常并非少见，其发病率在个别发达国家已达15%～20%，我国儿童及青少年血脂异常检出率高达20.3%～28.5%（《中国血脂管理指南（2023年）》）。儿童及青少年高脂血症有三个特点：

（1）原发性高脂血症患儿多有高脂血症家族史，是由先天性或遗传性基因异常造成的。其发病早、病情进展快、药物治疗效果不佳，需要联合用药治疗。对有高脂血症、ASCVD家族史的儿童及青少年，应及早进行血脂筛查及基因筛查。越早诊断和干预，就越早获益，避免早年发生ASCVD的风险。

（2）继发性高脂血症患儿的病因：①与患儿进食过多、身体过于肥胖有关。也可因疾病而使用大量皮质激素等药物所致。②主要受全身系统疾病的影响，如肥胖、代谢综合征、甲状腺功能减退、皮质醇增多症、糖尿病、肾病综合征等疾病。这部分患儿原发病治愈后，高脂血症会得到改善。

（3）儿童及青少年正处于生长阶段，心智尚未成熟，对疾病的理解不够，也会给治疗带来一定的困难。

基于上述原因，家长要高度重视对儿童及青少年的高脂血症的治疗。首先通过生活方式干预，包括运动和饮食。建议每天进行不少于1小时中等至高强度的运动，并且每天静坐时间不超过2小时。膳食治疗作为治疗儿童及青少年血脂异常的基础，常可让轻、中度血脂异常患儿恢复正常。即使是对家族性血脂异常的患儿，膳食治疗也具有重要作用。膳食干预既要改善血脂异常，也要保证足够的营养摄入，不影响生长发育。对于药物治疗，应咨询专科医生。同时，家长应给予足够的心理辅导，并积极协助治疗。

99 痛风患者的血脂异常应如何处理

尿酸代谢与脂代谢之间存在相互影响的关系。一方面，高尿酸会导致脂蛋白酶活性下降；另一方面，脂代谢异常可以通过促进合成和抑制排泄两方面升高尿酸水平，还可能加重或加速痛风的发生。此外，高尿酸血症和高脂血症均为动脉硬化及高血压的独立危险因素。对于高尿酸合并血脂异常的患者，其治疗应该双管齐下，尤其是针对致动脉硬化疾病的血脂异常给予治疗。

在饮食治疗方面，除了参照调脂饮食的各项建议外，还要结合高尿酸患者的饮食需求。具体可以参考2017年国家卫生和计划生育委员会发布的《高尿酸血症与痛风患者膳食指导》，在严格限制饱和脂肪酸和胆固醇摄入的同时，还要限制高嘌呤食物的摄入，包括红肉和海鲜；限制高果糖食物的摄入；限制饮酒；充足饮水。

在药物治疗方面，高尿酸血症合并高胆固醇血症患者，常首选他汀类药物。合并高甘油三酯血症者常首选非诺贝特，该药不仅可明显降低TG水平，对血液尿酸水平也有明显的降低作用。需要注意的是，一般不主张他汀类药物与贝特类药物联用，因可增加药物不良反应；他汀类药物也不宜与环孢霉素、雷公藤、环磷酰胺、大环内酯类抗生素及吡格类抗真菌药（如酮康唑）联用；儿童、孕妇、哺乳期妇女和准备生育的妇女不宜服用他汀类药物。贝特类药物也可在一定程度上降低血清TC水平，但由波兰、意大利的多位心血管专家共同制定发布的《高尿酸血症合并心血管高风险患者诊断和治疗的专家共识：2021年更新版》提出，不推荐将降胆固醇类药物改为非诺贝特。该共识还建议在心血管疾病的一级预防中停止使用小剂量阿司匹林或者考虑改为其他药物，但不推荐在心血管疾病的二级预防中停用小剂量阿司匹林。

参考文献

中华医学会内分泌学分会. 中国高尿酸血症与痛风诊疗指南（2019）［J］. 中华内分泌代谢杂志，2020，36（1）：1-13.

100 非酒精性脂肪肝患者的血脂异常应如何治疗

非酒精性脂肪性肝病（non-alcoholic fatty liver disease，NAFLD）是指不饮酒或无过量饮酒史的情况下，脂肪病变累及5%以上肝细胞的代谢应激性肝脏损伤。它是肥胖和脂代谢、糖代谢等异常累及肝脏的一种表现。

若肝脏仅发生单纯性脂肪变性，则属于非酒精性脂肪肝（non-alcoholic fatty liver，NAFL）阶段；若肝脏出现脂肪变性合并小叶内炎症和肝细胞气球样变性，并可能伴随不同程度的纤维化，则属于非酒精性脂肪性肝炎（non-alcoholic steatohepatitis，NASH）阶段。NASH阶段进一步恶化则发展为肝硬化和肝细胞癌。

心血管疾病是NAFLD患者最常见的死亡原因，因此需要防治血脂异常。大部分NAFLD患者都处于单纯性脂肪肝阶段，因此，治疗NAFLD的重要策略之一是纠正脂代谢、糖代谢异常和改善胰岛素抵抗，减少肝脏脂肪沉积，预防和治疗代谢综合征及相关并发症，避免进展为NASH和急慢性肝功能衰竭。纠正肝细胞脂代谢、糖代谢异常也是NAFLD/NASH临床药物开发的主要思路之一。

《非酒精性脂肪性肝病防治指南（2018更新版）》强调了纠正不良饮食生活方式是单纯性脂肪肝的首要治疗方式。肝活检证实的单纯性脂肪肝患者可通过饮食指导及体育锻炼来减少肝脏脂肪沉积，而NASH特别是合并显著肝纤维化患者则需要应用保肝药物治疗。

对于NAFLD患者的降血脂治疗，Omega-3多不饱和脂肪酸虽可安全用于NAFLD患者高TG血症的治疗，但是该药对TG水平大于5.6 mmol/L患者的降血脂效果不确定，此时常需要使用贝特类药物降低血脂和预防急性胰腺炎，但需要警惕后者的肝脏毒性。除非患者有肝功能衰竭或肝硬化失代偿，他汀类药物可安全用于NAFLD和NASH患者降低LDL-C水平以防治心血管事件。目前，无证据显示他汀类药物可以改善NASH和纤维化。韩国肝脏病研究学会（Korean Association for the Study of the Liver，KASL）于2021年发布的《2021 KASL临床实践指南：非酒精性脂肪性肝病的管理》也推荐血脂异常的NAFLD患者使用他汀类药物预防血管疾病，而Omega-3多不饱和脂肪酸仅建议可用于治疗伴NAFLD的高甘油三酯血症，不建议用于NASH的治疗。

附 录

小康时代：血脂与亚健康管理

小康社会的物质生产与健康供给

物质生产过剩：

- 服装
- 食物
- 住房
- 汽车
- 手机

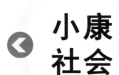

小 康
社 会

健康供给不足：

- 有病想治病
- 没病想长寿
- 长寿无止境

小康社会的疾病谱：从"感染性疾病"到"代谢性疾病"

温饱时代：

以感染性疾病为主

（急、快、短）

疾病谱
变化

小康时代：

以代谢性疾病为主

（缓、慢、长）

时代变革下世界人均寿命的变化：快速增长

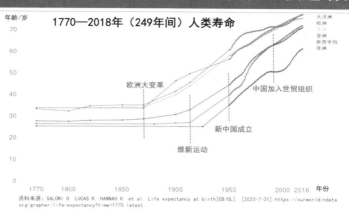

资料来源：SALONI D. LUCAS R. HANNAH R. et al. Life expectancy at birth[EB/OL]. [2023-7-31]. https://ourworldindata. org/grapher/life-expectancy?time=1770.latest.

1949年后中国人均寿命大幅提高

中国居民人均寿命变动情况

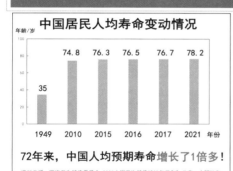

72年来，中国人均预期寿命增长了1倍多！

资料来源：国家卫生健康委员会. 2022中国卫生健康统计年鉴[M]. 北京：中国协和医科大学出版社. 2022.

- 1949年后，城乡居民人均寿命从35岁提高至2021年的78.2岁。
- 国家卫生健康委员会表示，中国人均预期寿命超过世界中上收入国家。这表明人民医疗和生活水平明显改善。
- 广东省居民人均预期寿命为79.3岁。

中国人均寿命还会快速提升

世界各国人均寿命排名（2019年）

国家	排名	总体寿命预期/岁
日本	1	84.3
瑞士	2	83.4
韩国	3	83.3
新加坡	4	83.2
西班牙	4	83.2

- 日本排名第1，人均预期寿命为84.3岁，女性预期寿命为86.9岁，男性预期寿命为81.5岁。
- 中国排名第53，人均预期寿命为77.4岁（2019）#，女性预期寿命为80.5岁，男性预期寿命为74.7岁。
- 排前10的其他国家：瑞士、韩国、新加坡、西班牙、塞浦路斯、澳大利亚、意大利、以色列、挪威。

*：数据更新至2019年。

#：国家卫生健康委员会发布的《2022中国卫生健康统计年鉴》显示，2021年我国人均预期寿命为78.2岁。

中国人健康长寿的主要威胁

心脑血管疾病已成为我国居民的第一位死亡原因！

排名	1990年	2017年
1	下呼吸道感染	脑卒中
2	新生儿疾病	缺血性心脏病
3	脑卒中	气管、支气管和肺癌
4	慢性阻塞性肺疾病	慢性阻塞性肺疾病
5	道路交通伤害	肝癌

资料来源：ZHOU M, WANG H, ZENG X, et al. Mortality, morbidity, and risk factors in China and its provinces, 1990—2017: a systematic analysis for the Global Burden of Disease Study 2017[J]. Lancet, 2019, 394(10204): 1145-1158.

中风=脑卒中

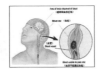

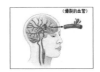

缺血性脑卒中，70%~85%　　出血性脑卒中，15%~30%

高发病率	高死亡率	高致残率	高复发率	高负担
新发病人250万~460万/年，每6秒新发1例，"小中风"人群中20%发生脑卒中	因脑卒中死亡150万~188万人/年，我国第一大死亡原因	3/4的脑卒中患者出现不同程度的永久残疾	年复发率高达17%，5年内复发率达33%	中国677亿~1 000亿人民币/年，世界800亿美元/年

资料来源：
[1]陈伟伟, 高润霖, 刘力生, 等. 《中国心血管病报告2017》概要[J]. 中国循环杂志, 2018, 33(1): 1-8.
[2]WANG Y J, LI Z X, GU H Q, et al. China stroke statistics 2019: a report from the National Center for Healthcare Quality Management in Neurological Diseases, China National Clinical Research Center for Neurological Diseases, the Chinese Stroke Association, National Center for Chronic and Non-communicable Disease Control and Prevention, Chinese Center for Disease Control and Prevention and Institute for Global Neuroscience and Stroke Collaborations[J]. Stroke Vasc Neurol, 2020, 5(3): 211-239.

脑卒中的高危因素

- 血脂异常：排名第一。

- 高血压：收缩压≥140 mmHg或舒张压≥90 mmHg。

- 糖尿病：血糖≥11.0 mmol/L或空腹血糖≥7.0 mmol/L。

- 心脏疾病：房颤或瓣膜性心脏病。

- 脑卒中家族史、过往脑卒中病史、短暂性脑缺血。

- 吸烟与酗酒、缺乏锻炼。

- 肥胖与超重。

冠心病（缺血性心脏病）

- 冠状动脉粥样硬化使管腔狭窄或阻塞，或/和冠状动脉痉挛，导致心肌缺血缺氧或坏死，而引起的心脏病。
- ➢ 高患病率：60岁以上患病率27.8‰，达1 100万人；
- ➢ 高死亡率：2018年死亡率124/10万人；
- ➢ 高住院率：2012年住院率73.3/10万人；
- ➢ 高负担：2018年住院总费用1 119.82亿元。

- 风险因素：
- ➢ 血脂异常：排名第一，占比77%；
- ➢ 高血压：收缩压≥140 mmHg或舒张压≥90 mmHg；
- ➢ 糖尿病：血糖≥11.0 mmol/L或空腹血糖≥7.0 mmol/L；
- ➢ 吸烟与酗酒、缺乏运动；
- ➢ 肥胖与超重；
- ➢ 冠心病家族史、家族性高脂血症、年龄、性别。

资料来源：国家心血管病中心. 中国心血管健康与疾病报告2020[M]. 北京：科学出版社. 2020.

中国居民去病因预期寿命分析

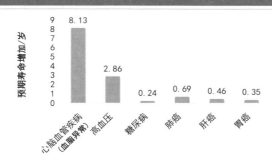

资料来源：
[1] SUN L, ZHOU Y, ZHANG M, et al. Association of major chronic noncommunicable diseases and life expectancy in China, 2019[J]. Healthcare (Basel), 2022, 10(2)：296.
[2] 曾新颖, 刘世炜, 王黎君, 等. 2013年中国人群血压升高对死亡和期望寿命的影响[J]. 中华流行病学杂志, 2017, 38(8)：1011-1016.
[3] 蔡玥, 周脉耕, 李小洪, 等. 2013年中国居民预期寿命和去死因预期寿命分析[J]. 中华流行病学杂志, 2017, 38(8)：1001-1004.

"人均预期寿命" 和 "人均健康预期寿命"

- 人均预期寿命：指人出生时预期平均可存活的年数，即"数"的大小。
- 人均健康预期寿命：指人在完全健康状态下预期生存的平均年数，高品质地活着，即"数＋质"。

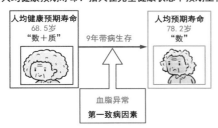

- 老人晚年如何体面地享受身体福利？
- 年轻时做好健康管理，为体面的老年生活兜底。
  - （1）健康知识普及，提高健康素养；
  - （2）健康生活方式：合理膳食、科学运动、控制体重、戒烟限酒、避免熬夜；
  - （3）终生管理血脂。

资料来源：World Health Organization. World health statistics 2022 report.2022 Country, WHO region and global statistics[EB/OL]. [2023-7-31]. https://cdn.who.int/media/docs/default-source/gho-documents/world-health-statistic-reports/whs2022_annex2.xlsx?sfvrsn=3dee2a50_1.

什么是血脂异常

	正常值/ （mmol/L）	边缘升高/ （mmol/L）	升高/ （mmol/L）
总胆固醇(TC)	<5.2	5.2~6.2	≥6.2
甘油三酯(TG)	<1.7	1.7~2.3	≥2.3
低密度脂蛋白胆固醇 （LDL-C）	<3.4	3.4~4.1	≥4.1
高密度脂蛋白胆固醇 （HDL-C）	>1.0	—	—

危险程度	举例	LDL-C 达标值/ （mmol/L）
低危/中危	正常人	<3.4
高危	高血压/吸烟/超重	<2.6
极高危	动脉粥样硬化/ 动脉斑块/ 冠心病/脑卒中	<1.8
超高危	发生2次以上严重 ASCVD事件，如冠心 病/脑卒中复发	<1.4

预防心脑血管病，紧紧盯住"低密度"

降低LDL-C的核心原则：
➢ 低一点，好一点。
➢ 早一点，好一点。

● 整个人群的LDL-C降至新生儿水平（0.52 mmol/L），动脉粥样硬化可能成为罕见病，但难以广泛实现。

● 基于目前的证据，最好将LDL-C目标设定在1 mmol/L。

LDL-C是血管的"毒素"！

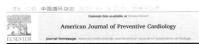

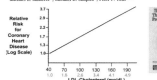

资料来源：MAKOVER M E, SHAPIRO M D, TOTH P P. There is urgent need to treat atherosclerotic cardiovascular disease risk earlier, more intensively, and with greater precision: a review of current practice and recommendations for improved effectiveness[J]. American journal of cardiology, 2022 (12)：100371.

低密度脂蛋白是如何致病的

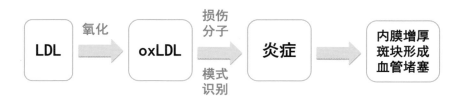

高密度脂蛋白是如何保护血管的

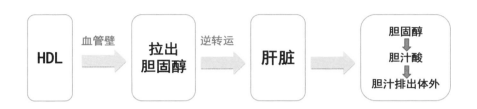

如何提高高密度脂蛋白

- 戒烟。

- 有氧运动：跑步、散步、游泳……

- 少量饮酒。

甘油三酯从哪里来

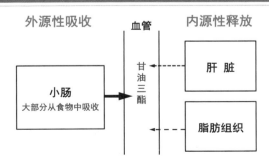

饮食、运动调节效果好。

胆固醇从哪里来

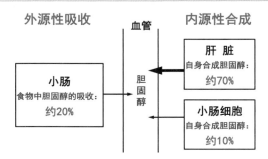

外源性吸收　　血管　　内源性合成

小肠
食物中胆固醇的吸收：
约20%

肝脏
自身合成胆固醇：
约70%

小肠细胞
自身合成胆固醇：
约10%

胆固醇

饮食、运动调节效果不明显。

胆固醇合成的昼夜节律性

胆固醇合成的昼夜节律性：

- HMG-CoA还原酶是胆固醇合成的限速酶，其活性具有昼夜差异。
- HMG-CoA还原酶中午时分活性最低，午夜活性高，肝脏合成胆固醇主要是在午夜完成。

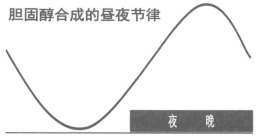

胆固醇合成的昼夜节律

夜　晚

6:00　9:00　12:00　15:00　18:00　21:00　00:00　3:00　6:00

血脂异常会引起哪些严重疾病

高血脂影响人体几乎每一个器官。

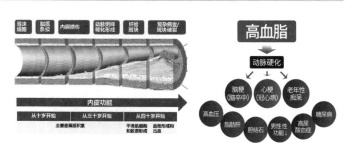

三大特点：隐匿性、长期性和阶段性（可逆期/不可逆期）　　消耗40%的医保费用！

中国成年人血脂异常的情况

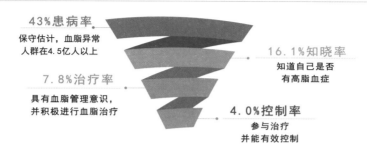

43%患病率
保守估计，血脂异常
人群在4.5亿人以上

16.1%知晓率
知道自己是否
有高脂血症

7.8%治疗率
具有血脂管理意识，
并积极进行血脂治疗

4.0%控制率
参与治疗
并能有效控制

四大特点：患病率高，知晓率低，治疗率低，控制率更低。

资料来源：国家心血管病中心. 中国心血管健康与疾病报告2020[M]. 北京：科学出版社，2020.

各年龄段人群总胆固醇（TC）和
低密度脂蛋白胆固醇（LDL-C）水平

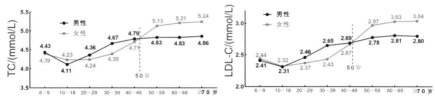

50岁女性的TC水平赶超男性，50岁之后是女性的关键"养寿期"。

LDL-C随年龄增长而增长，50岁后女性的LDL-C赶超男性。

资料来源：
[1]DING W, CHENG H, YAN Y, et al. 10-year trends in serum lipid levels and dyslipidemia among children and adolescents from several schools in Beijing, China[J]. Journal of epidemiology, 2016, 26(12)：637-645.
[2]YANG W, XIAO J, YANG Z, et al. Serum lipids and lipoproteins in Chinese men and women[J]. Circulation, 2012, 125(18)：2212-2221.

血脂管理五步法：① 知 识

● 知道血脂健康管理的重要性

> 各级管理者

> 公务员队伍

> 基层医生（主力军）

> 社会大众

血脂管理五步法：② 检 查

- 35岁以上的人至少**每年**化验1次血脂。

- ASCVD患者及其高危人群，**每3~6个月**检查1次血脂：

  ➢ 基线检查，采取血脂管理之前的检查；

  ➢ 检查机构前后必须一致（保持可比性）；

  ➢ 检查机构的人员和技术要达到可靠性。

血脂管理五步法：③ 干 预

- 干预一：生活方式干预
  进行饮食、运动或药食同源保健食品干预，适用于亚健康状态人群。
- 干预二：药物干预
（1）胆固醇合成酶抑制剂：他汀类药物有效，但有肝损害、肌痛、**新发糖尿病**、停药反弹等不良反应。
（2）贝特类药物：非诺贝特（不良反应：肝损伤、血糖升高等）。
（3）胆固醇吸收抑制剂：依折麦布。
（4）PCSK9抑制剂：依洛尤单抗、英克司兰钠注射液。
（5）天然药物类：如含有红曲、银杏叶提取物等的药物。
干预三：手术干预 ★术后必须终生进行严格的血脂管理！

血脂管理五步法：④ 复 查

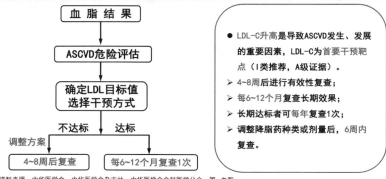

- LDL-C升高是导致ASCVD发生、发展的重要因素，LDL-C为首要干预靶点（I类推荐，A级证据）。
  ➢ 4~8周后进行有效性复查；
  ➢ 每6~12个月复查长期效果；
  ➢ 长期达标者可每年复查1次；
  ➢ 调整降脂药种类或剂量后，6周内复查。

资料来源：中华医学会，中华医学会杂志社，中华医学会全科医学分会，等. 血脂异常基层诊疗指南（2019年）[J]. 中华全科医师杂志, 2019, 18（5）：406-416.

血脂管理五步法：⑤ 保　持

● 采取适当方法保持正常血脂水平。

➢ 重建血脂代谢平衡，保持长期获益。

➢ 保持时间约为：

<40岁：保持时间(周)=年龄(岁) x 1 （比如35岁，吃35周，约8个月）

40~60岁：保持时间(周)=年龄(岁) x 2 （比如50岁，吃100周，约2年）

>60岁：保持时间(周)=年龄(岁) x 3 （比如70岁，吃210周，约4年）

科普培训

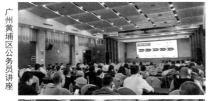
广州黄埔区公务员讲座

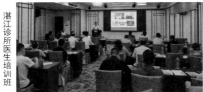
湛江诊所医生培训班

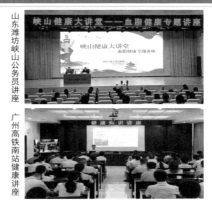
山东潍坊峡山公务员讲座

广州高铁南站健康讲座

对45岁以上人群的重要建议

- 每5年做1次胃肠镜检查：免除70%以上肿瘤威胁。

- 每5年做1次心脏CT：免除80%以上的突发事件。

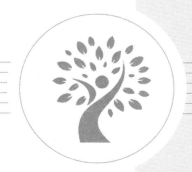

索

引

（续上表）

（续上表）

（续上表）

拼音首字母	主题词	问题编号	页码
X	血脂异常	31	36
		32	37
		57	64
		71	82
Y	药食同源	65	74
	遗传倾向	33	38
	饮食	9	10
		62	71
		63	72
		64	73
		66	75
	饮酒	44	49
	鱼油	68	77
	运动	16	17
		70	79
Z	载脂蛋白	4	5
	脂蛋白	2	3
		3	4
	脂蛋白a	5	6
	中草药	67	76